医学・医療原論

いのち学 & セルフケア

渡邉 勝之 編著

小板橋 喜久代　髙山 優子　八尋 優子 共著

錦 房

編集・執筆者一覧

編　集

渡邉　勝之（わたなべ　かつゆき）　明治国際医療大学・大学院准教授

執筆者
（五十音順）

小板橋　喜久代（こいたばし　きくよ）　京都橘大学看護学部教授
髙　山　優　子（たかやま　ゆうこ）　九州看護福祉大学附属鍼灸臨床センター
八　尋　優　子（やひろ　ゆうこ）　小雀斎漢方針灸治療院
渡　邉　勝　之（わたなべ　かつゆき）　明治国際医療大学・大学院准教授

推薦の辞

　私は神経内科の専門医として脳卒中等の救急医療に携わり，難治性疾患の診療，研究を大学の内外で実践してきた．その結果，西洋医学と東洋医学の限界を感じていた矢先の1994年2月に有川貞清先生の目を見張る診療を目の当たりにする機会を得た．それ以来，有川先生の始原東洋医学を学びつつも独自の診察法，治療法を研究，実践して現在に至る．

　根拠と結果に普遍性と実証性を要求する科学に対し，根拠に普遍性と実証性が未だ見出せなくてもそこに規則性があり，結果に普遍性と実証性がある新たなる学問体系の"知学"に基づく"知医学"を創成，実践している．規則性はあるものの現象に現れない領域を対象にする"イ学"も私の独自の医学の進化に貢献している．これらの学問の特徴は殆ど全て映像化可能な規則性のある点であり，まさに科学からパラダイムシフトしている．セルフケアも私の永年の研究成果であり，即効的な治療効果を自覚している患者さんもいる．

　その私の独自な学問，実践の方向性と今回のこの書の方向性の共通性には驚かされた．私の映像で捉える世界と渡邉先生の唱える世界観・哲学に相通じるものがあるのは非常に興味深い．将来の医療の基軸を自身で行う健康管理に求め，セルフケアの重要性に言及し，実践的に示している点もその具体的な例である．このような一致点が宝石の如く本書の随所に散りばめられている．

　渡邉勝之先生は有川貞清先生を通じての十数年来の同志であり，新たなる時代を切り開く覚悟のある実践的教育研究者である．前著『医療原論』に続く本書の特徴を列挙する．

　医療に関する最新の世界的動向を的確に捉え論を進めている．

　氏が経験した事のみならず，人類のこれまでの医学・医療の歴史を広く捉え，それらに整合性を与え，その根底にあるいのちの源流を現在の科学的な常識の域を超えて哲学的な思索も交えながら追い求めている．

　幅広い領域を冷静に公平に判断し説明する教師としての暖かくも的確な眼差しを感じる．

　治療する立場の専門家が陥りやすい治療の側の意見だけではなく，治療を受ける側，健康になりたい側の立場に立ち，今日からでも実行できるセルフケアが満載されている．

　記載領域の広さと内容の豊富さがあるため読み通すだけでなく，参考書的な側面も併せ持つ．従って，健康に関わる様々な立場の従事者の自身の立ち位置を確認するのにも役立つ．

　私たちは果たして真理に向かって行けているのか？　出来ればその答えを見つけ出したい．

　本書は特に未来の医療，世界を夢見たい学徒，研究者，哲学者にもその一つの指標と成り得る書だと確信する．心身の健康・健全さを大切にしたい幅広い職種の方々と一般の方々に是非読んで頂きたい書として推薦させて頂く．

山野医院・知学院　院長　山野　隆

発刊にあたって

　本書は，渡邉氏の体験智と実践智から導き出された「いのちに基づいた医療の理論」と，セルフケアの実践論です．哲学的で難しいのですが，従来の看護学系のテキストや書籍から比べると，衝撃的で魅力です．看護の面から魅力を感じ，活用させていただきたい点を3つあげます．

　1. いのちに基づいた医療（LBM）を提唱している点：WHOの健康の定義（改正案）におけるspiritualを，東洋における身心一如の基盤であり，かつ身心を包含する《いのち》と翻訳・定義している点です．

　看護学の基本的な概念は，"人間""健康""環境""看護"であり，様々な面から学びますが，人間の原点であり，かつ医学・医療の共通基盤である《いのち》に基づいた医療（LBM）の提唱には，目が開かれます．《いのち》とは何か，誰もが何となく理解しているつもりでいますが，いざ言葉で説明するとなると大変難しい問題です．渡邉氏は，最もしっくりくる言葉で表現すると，「いのちとは，そこから生まれ，そこに活き，そこに死んでいく場所である」としていますが，各々が考えてみたいものです．また，CORE（地のいのち・自然治癒力）を土台としたcore・care・cureの垂直関係・水平関係，免疫系・ホメオスタシス・PNI・自然治癒力との関係，《地のいのち》と《図のいのち（生命・生活・人生）》の関係など，難解ですが，豊富な図を眺めていると，深いところで，生かされているいのち・人間への畏敬の念がわいてきます．

　2. 世界の医学・医療の動向と考え方：近年，疾病治療論から予防医学とプライマリーヘルスケア，さらには健康生成論へと重心が移行しつつあり，世界的な医学・医療の潮流として，CAM（補完代替療法）からIM（統合医療，Integrative Medicine），さらにはIH（Integrative Health）へと移行しています．

　統合医療の根底の哲学は，「自然治癒力」「患者中心」「全人的医療」「予防」であり，まさに看護のコンセプトと同じです．19世紀ナイチンゲールの時代から，看護はArt and Scienceであり，人間を全人的な存在としてとらえ，自然治癒力への働きかけを看護の本質としています．まだ統合医療の概念やその教育は一般化していませんが，自然治癒力を引き出す看護独自の介入として関心が寄せられ，徐々に教育にも導入されてきています．中でも明治国際医療大学看護学部は，統合医療の理念を看護学教育に導入した特徴あるカリキュラムにより，東洋医学やCAM/CATに関する科目が開講されています．学生評価も高く，少しでも安楽にという思いで，「マッサージ」「アロマセラピー」「指圧」「リラクセーション」等を臨地実習で取り入れています．

　3. 《CORE》medicine & healthの理論と実践，セルフケアについて：①生活者の自助・共助，②健康生成論，③疾病生成論を3つの柱として述べ，LBMの土台となるPHC（0次医療・一次医療）ならびに健康生成論と自然治癒力・自己治癒力を主軸としている点です．健康生成論においては，セルフケアが核になるとして，セルフチェックとセルフケアの基本と実践が述べられています．看護のあらゆる対象・場，看護者自身のためにも是非取り入れたいものです．

　ともすれば，看護学は実学として科学や技術に焦点が当たり，人間理解の根源となるいのちや哲学的な教育が薄いことを感じ，本書の活用をと思います．

聖泉大学副学長　小山敦代

序　文

　長年に渡り，東西医学の融合さらには統合を志し試行錯誤をしてきたが，漸く「医学の理論・医療の実践・セルフケアの基本」という，3本の柱すべてが一つに繋がった．

　これらすべては一つの《いのち》の表現であることを，〈頭〉だけの知的理解でなく，《からだ》全体の実感を伴った《いのち》の体認自証により気づくことができた．

　これまで「絶対無の場所」，「色即是空・空即是色」，「一即多・多即一」，「太極而無極」など，様々な言葉で言い伝えられてきた内容を，思考や知性の〈頭〉では理解していたつもりでいたが，《からだ》では納得できず，腑に落ちていなかった．（現に，〈頭〉で理解していたことと，《からだ》の体認では異なっていた）．

　伝統醫療の基本は「随機制宜(ずいきせいぎ)」であり，道の「一期一会」とまったく同じ問題を抱えている．個人性の奥に潜む，普遍性（全一性）を明らかにすることができれば，西洋医学と東洋医学は，はじめて対等の医学・医療になると考え，これまで探究してきた．その結果，科学が追及する表層領域〈物質〉の普遍性ではなく，深層領域である《いのち》の全一性に辿りついた．

　〈頭〉で捉えていた《いのち》は，まだ自と他が分かれた自我で捉えた《図のいのち：太極（天）図(ず)》であった．しかし今回，《いのち》の気づきが深まり，体認自証が訪れた．自と他が分かれていない無我で捉えた《地のいのち：無極（大）地(ち)》に改めて気づいたのである．探究するまでもなく，《いのち》とは《いま・ここ・これ》であり，「私」とは，《いのち》の無限球のなかに生まれ，生活者として人生を全うし，死んでゆく，一つの《いのち》の表現者だったのである．人間は絶対的な《地のいのち》と相対的な《図(ず)のいのち》の二重存在である．「私が生きているのではなく，いのちが私を表現している」．まさしく，主語が逆転した．

　相対的な《図のいのち：陰陽》の関係は，これまでにも図地反転図形のように〈（陰）地と（陽）図(ず)〉で語られてきた．しかし，本書の《地と図》は，その根本構造である無極を《（大）地(ち)》，太極を《（天）図(ず)》とする関係を意味している．《（大）地と（天）図(ず)》と〈（陰）地と（陽）図(ず)〉は重畳構造となっており，すべての現象が幾重にも同じ構造を有している．

　一方，機能を見ると，一つの《いのち》である《（全一）場》から分かれてハタラク気も，常に《いのち》の無限球の中で全体即部分のホロン構造と機能を有していることから，《（全一）気》と表現した．この《いのち》の構造と機能に立脚した体認自証の学を《全一学》とした．

　これにより，冒頭に述べた，医学・医療・セルフケアの3つを，《地のいのち》に立命（グラウンディング）し，《図のいのち》の使命（センタリング）を全うするという，《いのち》の構造と機能に基づく，一つの理論で統合できた．

　本書を読み，《からだ・こころ・あたま》を統合した《いのち》本来の《全一体》の状態になるよう，各々に適したセルフケアを実践して頂きたい．そうすることにより，《いのち》のありがたさを誰もが実感できるようになる．本書が，《いのち》の気づきのきっかけになることができれば本望である．

平成28年　7月　29日　　　　　　　　　　　　　　　　　　　　　　　　編者　渡邉勝之

目　次

推薦の辞/iii　発刊にあたって/iv
序文……………………………………v

序　章　いのちに基づいた医療（LBM）
1. HFA2000 と new HFA…………………………………………1
2. pathogenesis と salutogenesis………………………………1
3. 健康の定義改正案における dynamic と spiritual……………2

第1章　医学・医療原論
1. 世界的な医学・医療の潮流……………………………………3
2. 日本における統合医療…………………………………………4
3. 医学・医療・看護の原点………………………………………5
4. DOS と POS，EBM と NBM の統合 …………………………5
5. いのち・自然治癒力（CORE）を土台とした core・care・cure の関係……6
6. 世界観・人間観の歴史的変遷…………………………………7
7. 科学の現状：物質・こころ・生命の研究……………………8
8. いのち学：全一学の視点・立場………………………………9

第2章　《いのち》とは
1. いのち：《地のいのち》と《図のいのち》…………………11
2. 《図のいのち》：生命・生活・人生との関係………………13

第3章　LBM―東西哲学の統合
1. 《地のいのち》と《図のいのち》の二元的一元論…………16
2. 円図と太極図と図地反転図形…………………………………17
3. 自我の立場と無我の立場………………………………………18
4. 唯心論と唯物論…………………………………………………19
5. 唯気論：全一場・全一気・全一体……………………………19
6. からだ・こころ・あたま………………………………………20

第4章　LBM―東西医学の統合
1. 原始鬘術…………………………………………………………25
2. 伝統醫療…………………………………………………………26
3. 近代医学…………………………………………………………26
4. 鬘術・醫療・医学の統合………………………………………27

5．医学・医療の役割……………………………………………………………28
　　　6．LBM の理論と《CORE》medicine & health ………………………………28

第5章　新しいライフスタイルの確立に向けて
　　　1．ライフスタイルとは…………………………………………………………31
　　　2．世界観…………………………………………………………………………31
　　　3．生命観…………………………………………………………………………32
　　　4．身体（からだ）観……………………………………………………………33
　　　5．死生観…………………………………………………………………………34
　　　6．人間観…………………………………………………………………………36

第6章　いのち学：全一学・全一観・全一体
　　　1．全一学とは……………………………………………………………………41
　　　2．スピリチュアリティとノンデュアリティ…………………………………42
　　　3．全一図と全一観………………………………………………………………43

第7章　《CORE》medicine & health の理論と実践
　　　1．《CORE》medicine & health の全体像 ……………………………………45
　　　2．いのちに基づいた医療（LBM）の理論……………………………………48
　　　3．健康生成論……………………………………………………………………55
　　　　　Ⅰ．養生の基本………………………………………………………………55
　　　　　Ⅱ．養生の三本柱……………………………………………………………56
　　　　　Ⅲ．養生の実践………………………………………………………………58
　　　4．疾病生成論……………………………………………………………………64
　　　5．生活者の自助・共助：立命・天命・使命を全うするために……………66

第8章　セルフケアのためのセルフチェック
　　　1．東洋医学の診察法……………………………………………………………69
　　　2．セルフチェックの基本………………………………………………………70

第9章　セルフケアの実践
　　　Ⅰ．手で行うセルフケア…………………………………………………………75
　　　1．ツボ療法………………………………………………………………………76
　　　2．耳穴療法………………………………………………………………………78
　　　3．リフレクソロジー……………………………………………………………81
　　　Ⅱ．物を用いたセルフケア………………………………………………………85
　　　1．お灸療法………………………………………………………………………85
　　　2．アロマで養生…………………………………………………………………88

Ⅲ．看護領域におけるセルフケア……………………………………………91
1．心身相関を高めるリラクセーション法………………………………91
2．タッチを取り入れる……………………………………………………96

参考文献/101　　補　キーワード解説/104
日本文化・日本語からみる「いのち学」/109　　おわりに/112
索　引………………………………………………………………………113

コラム一覧

1．spiritual をいのちと翻訳する/10	2．自力と他力/14
3．地のいのちである《真空場・全一場》とそのハタラキである《全一気》/23	
4．ホメオスタシス・自己治癒力/29	5．自然治癒力/30
6．素粒子と素領域/32　　7．先駆者の言葉-1/35　　8．先駆者の言葉-2/40	
9．セルフケアの要点/こころとからだの統合/59　　10．先駆者の言葉-3/68	
11．ツボ（点）・経絡（線）・反射区（面）/75	

　本書では，一般的に使用されている言葉を異なった意味で使用していることが多く，また既存の言葉で表現できない場合，または誤解を避けるために必要と判断した場合には造語した．本書のオリジナルな言葉は《　》で表現した．

　巻末に掲載した，「補　キーワード解説」に一度，目を通して，本文を読んで頂ければ理解しやすくなる．

序章

いのちに基づいた医療（LBM）

1. HFA 2000 と new HFA

　WHO（世界保健機関）は，Health for All：HFA2000（西暦2000年までに世界の人々に健康を享受する）を実現させるため，これまでの近代医学一辺倒な政策では不可能であると判断し，1978年のアルマ・アタ宣言において活動の方向性を大きく転換した．

　それは，世界のメディカルスタッフの70〜80％を占める，各地域で実践されている伝統醫療（アーユルヴェーダ，ユナニ・ティブ，中国伝統医学など）を積極的に活用し，各国・各地域に適した，PHC（Primary Health Care：0次医療）システムを推進するという方針であった．

　しかし，その政策においても2000年までに目標を到達することは不可能であったことを踏まえ，一人ひとりのセルフケア（自助・養生）と連帯（共助・相互援助）を土台としなければ，これからの医学・医療は成立しないと判断し，New Health for All が提唱され，2025年までに目標を達成する方針が打ち出されている[1]．

2. pathogenesis と salutogenesis

　病気になったら病院に行って検査・診断を受け，治療して貰えば治るといった，これまでの**他力的な意識**から脱却するための方策として，日本においては，成人病と呼ばれていた脂質異常症，高血圧，糖尿病，肥満などの疾患を**生活習慣病**と呼称変更した．これらは死の四重奏とも呼ばれており，日本における三大死亡原因である，癌，脳血管障害，心臓病とも密接に関係している．

　この変更には，日々の生活習慣（食事，睡眠，排泄，運動など）の結果として，健康にもなり病気にもなることを示すとともに，生活者一人ひとりが医学・医療の主人公であり責任者であるという自覚を促し，**自力的な意識**へと転換する狙いがある．

　また，これまでの疾病治療中心の医学（疾病生成論 **pathogenesis**：二次医療・三次医療）から予防医学（一次医療）・PHCシステム（0次医療）へ，さらには健康生成論（**salutogenesis**）へと発展し，**病気**から**健康**へと医学・医療の視点・重心が移動しつつあるのが，世界的な潮流である．

3. 健康の定義改正案における dynamic と spiritual

　1999年に，WHOの健康の定義改正案において，dynamic と spiritual を加えることが検討された．dynamic は，病気と健康を二元的に捉えるのではなく，連続性として捉える，また，生体は常に動的平衡が保持され，ホメオスタシス（生体恒常性）が維持されていることを意味し，特に議論の対象にはならなかった．

　しかし，spiritual は，賛成と反対に分かれ採択されず，現在も棚上げにされたままである．日本においても，当初，生きがい・生きる意味と訳されていたが，特に終末期医療（ターミナルケア）において（日本語では**霊性**と翻訳されることもある），多くは**スピリチュアルペイン**や**スピリチュアルケア**とカタカナが使用されている．

　本書では，**いのちに基づいた医療**（Life Based Medicine, LBM）の理論を土台とした，セルフケアの実践を重視している．西洋の主流である，肉体（物質）と精神を実体として捉えた心身二元論に spiritual（霊性）を加えて"多"とするのではない．東洋における身心一如の基盤であり，かつ身心を包含する《いのち》は，生きている人間なら誰もが自感し，自覚可能である．

　《いのち》という言葉は日本文化に深く根差しており，現実に生きている限り否定することは困難であることから，医療は文化であるという認識に立ち，日本の医療においては spiritual を《いのち》と翻訳，または理解したい（コラム1参照，p10）．

　現在の医学・医療は，扇の要がない寄せ集め状態，まさしく画龍点睛を欠いた状態である．それは，人間の原点である《いのち》の観点・立場が抜け落ちているからである．また，日本の統合医療として，多に分かれた多くの医学・医療を一つに統合することは非常に困難なことから，一つの《いのち》から多を統合する逆のアプローチを提示する．これが，本書の立ち位置であり，《**いのちに基づいた医療（LBM）**》**の理論とセルフケアの実践**として本書を出版する理由である．

　これらを総称して《CORE》medicine & health とする．

（渡邉勝之）

第1章

医学・医療原論

> **ポイント**
> 1. CAM（補完代替医療）から IM（統合医療）さらには IH（Integrative Health）へ
> 2. 統合医療の2つのモデル：「医療モデル」と「社会モデル」
> 3. DOS と POS，EBM と NBM を統合する LBM（Life Based Medicine）の理論

1. 世界的な医学・医療の潮流

　統合医療（Integrative Medicine）は，アンドルー・ワイル（アリゾナ大学）が提唱し，治癒を目指す医療の一つとして世界的に認知され実践されている[2,3]．日本では日本統合医療学会が成立する以前に，瀬戸山元一が提唱しており「統合医療とは，保健，診療，福祉の三者が融合したものを意味し，地域住民の生活支援活動である」と定義している．

　また，統合医療の基本的条件は，ヒューマン・ウェア（人間関係）であり，その人間関係には必ず温かみが必要となる．さらに「いのちの主人公，からだの責任者」，「医療の主人公は患者さんである」などの基本理念を挙げている[4]．

　筆者は，東洋医学と西洋医学の融合，さらには統合を志したが，基本となる世界観・生命観・人間観が根本からまったく異なる両医学を一つに統合することは困難である．しかし，伝統醫療においては「未病・治療・養生」は本来一つであった．しかし明治維新以降，日本の医療制度において縦割りとなってしまっている「保健・診療・福祉」を統合することは可能であり，大きな意味がある．

　また，基本理念の一つである**「いのちの主人公，からだの責任者」**は誰かという問いは受動的なお任せ医療ではなく，能動的な健康生成の自覚を促すための重要な観点である．さらに**「医療の主人公は患者さんである」**という問題提起は，現状を打破するための重要な観点である．日本における医療は医師を中心としたシステムとなっており，医学は日進月歩で発達しているにも関わらず，疾病や医療費は減るどころか逆に増加の一途を辿っている．

　これらの問題を解決するためには，医療の主人公を医師などのメディカルスタッフから，生活者または患者に移行する必要がある（『医療原論』[5]）．

　一方，アメリカの NIH（National Institutes of Health）では，1993 年に代替医療室が設置され，1999 年には National Center for **Complementary** and **Alternative Medicine**：NCCAM に発展

した．その後，CAM（補完代替医療）から Integrative Medicine（統合医療），さらには Integrative Health に名称が変更され，現在は National Center for Complementary and Integrative health：NCCIH へと大きく変貌を遂げた．

このことから，Medicine（病気・cure）から Health（健康・care）へと重心が移行していることが読み取れる．

他方，日本の現状をみると，厚生労働省が提出した「統合医療の在り方に関する検討会」において統合医療は「近代西洋医学を前提として，これに補完代替療法や伝統医学等を組み合わせて QOL を向上させる医療であり，医師指導で行うものであって，場合により多職種が協働して行うもの」と定義されている．両国間における認識の差が大きいことを伺い知ることができる．

統合医療については，患者・国民や医療界においていまだ共通認識が確立していない状況にあること，その療法は多種多様であるがゆえに安全性・有効性に関する科学的根拠（EBM：Evidence Based Medicine）が求められていることを踏まえ，安全性・有効性等に関する科学的根拠を収集するための研究等を行う方針が出されている．

世界的な潮流としては，EBM と NBM（Narrative Based Medicine：物語に基づいた医療）は，車の両輪に喩えられており，量と質の両面から研究が実施されている．

2. 日本における統合医療

このような時流の中で，「自由民主党　統合医療推進議員連盟報告書：統合医療の推進のために I[6]・II[7]」において，2016 年 2 月に厚生労働省医政局の中に統合医療企画調整室が設置され，関係各省庁と連携して，統合医療を推進することが報告された．

その報告書には，統合医療とは「現行の医療制度とともに，漢方や鍼灸などの伝統医療，食の安全と食育，健康増進のための住環境・社会環境など，健康増進のためのあらゆる活動を統合する医療とそれに関係する活動を意味している」と述べている．

また統合医療には，「医療モデル」と「社会モデル」があり，互いに補い合って健康長寿社会の実現を目指すことを基本理念として，下記の (1)～(3) の医療モデルと (4)～(5) の社会モデルを具体案として列挙している．

(1) 生活習慣改善とセルフケアを支援し，病気予防・健康寿命延伸・QOL の向上を目指す
(2) 伝統医療などの智慧を生かし，医療費の適正化による持続可能な医療を構築
(3) 生きがいと人間の尊厳を大切にする医療を構築
(4) 互いのセルフケアを支え合う永続的なコミュニティを構築
(5) ソーシャルキャピタル（社会関係資本）の醸成・活用による健康の社会的格差を是正

上記を簡潔に表現すると，医療モデルとは「近代西洋医学に補完代替療法や伝統医学等を組み合わせて QOL を向上させる医療」である．

他方，社会モデルとは，「健康長寿社会を目ざすために，学際的な知識を総動員して健康の社会的格差を是正するもので，地域が主体となってお互いの QOL を高める手段である」とされ，両モデルともに QOL（Quality of Life：生活の質・人生の質）に焦点が当てられている．

（ここには，本書でいう《図のいのち：生命・生活・人生》に焦点は当てられているが，《地のい

のち》は射程に入っていない).

また，医療モデルと社会モデルは，互いに補い合い，社会関係資本を有効に活用することで，高騰する医療費の適正化，平均寿命と健康寿命の格差の縮小などを目指すとともに，勤労世代が高齢者や若い世代を支える永続的な共助の構築を目指すとされている．**WHOの「健康の社会的決定要因」**や国連の**「持続可能な開発目標」**と軌を一にするものであり，「人びとの健康や病気に影響を与える社会的，経済的，政治的，環境的な条件」に対する政策提言をしている．

3. 医学・医療・看護の原点

「医学とは，患者（人間）の病気の診断と治療である」と定義されている．

デカルトの**心身二元論・動物機械論**，ラ・メトリーの**人間機械論**の哲学に基づくbiomedical model（**生物医学モデル**），および，エンゲルが提唱したbio-psyco-social model（**生物心理社会医学モデル**）[8]は，先の統合医療における「医療モデル」と「社会モデル」に対応している．しかし，日本における心身医学のパイオニアである，池見酉次郎が提唱した，bio-psyco-social-ethical model（**生物心理社会倫理［実存］医学モデル**）[9]には対応できていない．

西洋医学の祖と言われるヒポクラテスは，「**医とは，人間とは何であるか，どのようにし生じたか，何からできているのかを正確に知ることである**」，また，「病気は医師だけが治すことができるのではない．患者の**自然治癒力**，看護者の協力，環境のたすけがあって，はじめて病気は治癒される」と『ヒポクラテス全集』[10]に記載されている．

他方，看護のパイオニアであるナイチンゲールは，『看護覚書』[11]において「患者の**生命力の消耗を最小にするように生活過程を整えること**」と記載しており，これを看護学の定義としている．

ヒポクラテス，ナイチンゲールの問題意識にならい，「**spiritual，倫理，実存，自然治癒力，生命力**」など，現在の科学では解明および説明できない問題にも対応しうる，**いのちに基づいた医療（LBM）**の医学理論である，**全一学**を本書において提唱する理由である．

4. DOSとPOS，EBMとNBMの統合

これまでの医師を中心とした医療システム**DOS**（Doctor Oriented System）と根拠に基づいた医療である**EBM**（Evidence Based Medicine），また近年，提唱され実施されている問題解決を志向した**POS**（Problem Oriented System）と物語に基づいた医療である**NBM**（Narrative Based Medicine）を否定するのではなく，《いのち》が〈からだ（身）とこころ（心）〉の土台であり，かつ包含しているのと同様に，上記DOSとPOS，EBMとNBMを包含し，それらの基盤となる医学・医療を，**いのちに基づいた医療（LBM）**とした．

上記を簡潔に説明すると，西洋哲学の物心二元論における「物（存在）の領域」は，数理を用いて客観的に量を把握する，科学を基盤とするDOSとEBMが有効であろう．他方，「心（意識）の領域」は，言葉（論理）を用いて主観的に質を把握する，宗教や哲学・心理学などを基盤

とする POS と NBM が有効だと思われる.

しかし，いのちに基づいた医療（LBM）の理論においては，東洋哲学・医学の基本である「からだとこころ」を《いのち》から分けることなく，《いのち》を一とし，二元的一元論的に捉える．すなわち《身心一如》とする．同様に，DOS と POS，EBM と NBM をも二元的一元論的に統合する，新たな医療システムである．

そのためには，両者を包含しつつ，基盤となる 0 次元でありかつ 0 人称（非人称）的な《地のいのち》の立場，地と図，自と他をも分離せずに統合する観点が必要となる．この，主観または客観ではなく，《地のいのち》と《図のいのち》の両方を観る観方，絶対的客観の立場を《全一観》と表現した．

5. いのち・自然治癒力（CORE）を土台とした core・care・cure の関係

いのち・自然治癒力（CORE）と〈core・care・cure〉の関係[5]を図1に示す．現在の日本における医療システム（右側）は，一次・二次・三次医療および三次予防である〈cure：治す〉が主となっている．

また，WHO が提唱している〈care：癒す〉の領域である Primary Health Care：PHC システム（0 次医療）や一次予防・二次予防は，総合診療医の育成や地域包括ケアの実施として，展開されつつある．しかし，本書の主題である〈core：自己治癒力〉の領域であるセルフケア（自助）・養生がほとんど機能しておらず，本来の医学・医療のシステム（左側）と比較すると逆立ちしている．さらに《CORE：自然治癒力》は，現在の主流の医学においてはほとんど考えられていない．

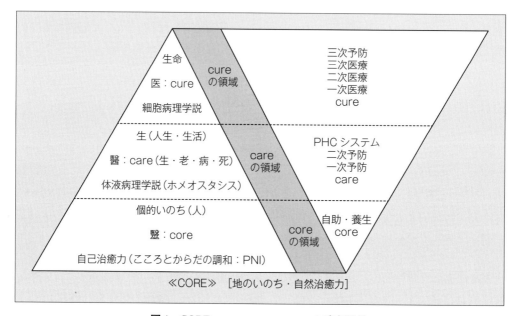

図1　CORE・core・care・cure の垂直関係

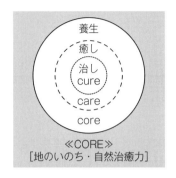

図2 CORE・core・care・cure の水平関係

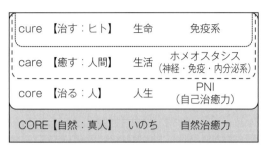

図3 免疫系・ホメオスタシス・PNI・自然治癒力との関係

図2に示すように《CORE》の《地のいのち》のハタラキである**自然治癒力**が基盤としてあり，その上に〈core：養生〉さらに〈care：癒し〉と〈cure：治し〉が成立するのである．図2は図1を上から見た水平関係を示しており，重層的な階層構造となっている．

近代医学は，これまで〈cure〉が突出していた．しかし《CORE》をはじめ〈core〉と〈care〉を抜きにして，医療行為は成立しないことを，再認識する必要がある．

図3に〈cure（治す：ヒト）〉〈care（癒す：人間）〉〈core（治る：人）〉と《CORE（自然*：真人）》，および免疫系・ホメオスタシス・自己治癒力と自然治癒力の関係を図示する．現在，免疫系・ホメオスタシス・PNI（Psyco-Neuro-Immunology：精神・神経・免疫学：自己治癒力）が科学的に解明されつつある．しかし，東洋医学で意味する《地のいのち》のハタラキである《自然治癒力：CORE》はいまだ解明には至っていない．

6. 世界観・人間観の歴史的変遷

人類における世界観・人間観の歴史的変遷を概観すると，古代人は自然の中で生かされている存在として，自然を畏怖し，病は神霊の祟りであると認識していた．そして自然中心または神中心主義として，他力的に生活していたと思われる．

近代の夜明けとされるルネッサンス（人間復興）以降，人間の認識（五感の階層構造）は聴覚優位から視覚優位に大きく変化し，それまで常識（コモンセンス）であった共通感覚が否定もしくは忘れ去られると同時に，"気"に類似する"プネウマ"・"プシュケー"などは医学理論から排除された．また神は死んだとも言われ，それまでの神中心主義から人間中心主義へと大きく世界観・人間観が変貌を遂げた．そして自然を操作し，人間は自力的に自由に活きることができると認識（錯覚）することにより，現在の物質科学文明をこれまで発展させ，謳歌してきた．

しかし，自我の立場に立つ「物心二元論」である世界観・人間観を土台とした，近代哲学・近代科学・近代医学は，もはや限界点に達していることは周知の事実であろう．それゆえに，世界的な潮流として新たなライフスタイル（世界観・生命観・人間観・死生観）が研究され，その一

---

*注：自然を静的な名詞としてのしぜんではなく，動的な動詞としてひとりすると捉える（医療原論[5]）

つの要請として医学・医療の分野では，伝統醫療にいのちの叡知，生活の知恵を求め，さらに統合医療ならびに健康生成論などが注目されている．

しかし，東洋医学と西洋医学，伝統醫療と近代医学を単純に足し算すれば上記の問題を解決できるわけではない．ましてや西洋医学・近代医学を基盤として，科学的に作用機序が明らかになったものやEBM（根拠・証拠）が明らかになった治療法だけを追加すると言った，現在の方法論で解決できないことは明白である．

今，求められているのは従来の延長線上になる小手先の改革ではなく，人間の原点であり，かつ医学・医療の共通基盤である《いのち》を見据えた，根本的な改革であろう．

7. 科学の現状：物質・こころ・生命の研究

現代科学において，宇宙に存在している27％はダークマター（暗黒物質），68％はダークエネルギー（暗黒エネルギー）だとされており，得意とする物質・エネルギーの領域でさえ，その約5％しか解明できていないと言われている．

心は科学でどこまで明らかにされているのであろうか．人間が認識できる顕在意識は，氷山の一角に喩えられ10％程度と言われている．フロイトやユングらは，個的無意識（魂），集合的無意識（霊）などを提唱した．さらにトランスパーソナル心理学などが研究されているが，科学的に解明することは果たして可能であろうか．

生命に関しては，ヒトゲノム計画で人間の遺伝子の32億の塩基配列の解読に成功したが，そのうち遺伝子の働きが解明されているのは2％程度と言われており，残りの98％はジャンク（がらくた）DNAとも呼ばれ，どのような働きをしているか現時点において解明できていない．また近年，エピジェネティクスという新たな学問が提唱され，これまで遺伝情報は固定的なものだと思われてきたが，環境や状況の変化に適応することにより，遺伝子は柔軟かつダイナミックに"オン・オフ"を繰り返しており，ジャンクDNAがその働きに寄与しているのではないかと予想されている．生命の基本物質である遺伝子の操作は可能であるが，遺伝子や細胞を物質から作り出すことは現時点においても不可能である．現段階の科学では，生命だけではなく，物質（存在）も心（意識）もほとんど科学的には解明できていないのが現状である．

医学は科学でなければならないと言われる．医学において科学は必要条件である．しかし，必要十分条件ではない．まだほとんどが科学的に解明されていないことから，もっとこの事実に対し，ソクラテスの「無知の知」（哲学の原点）に立ち戻り，謙虚になる必要がある．

近代医学には得意とする領域があり，単純な**因果律**で対応できる物理的・環境的因子が原因である．外傷や感染症などには，現在も大きな功績を挙げている．しかし，生活習慣病や超高齢社会における退行性疾患や，単純な因果律では対応できない，身心や心の問題などにも対応してゆくためには，大きな転換が必要になる．なぜなら，人間は**目的律**および**創造律**にも基づいた存在なのである（第7章）．

8. いのち学：全一学の視点・立場

　いのち学である，全一学の視点・立場の一例として，自然科学の枠組みを拡げることに焦点を当て説明する．客観的に捉えることができるものだけを対象とするのではなく，一人称の科学が提唱しているように，主観を客観的に扱う，また，主観と客観を分けずに扱う，五感や機器で計測できない気を扱う等，である．さらに，単なる諸科学の応用でもなく，自然科学の一部と文化（人文）科学の一部とを寄せ集めたものでもない，第三科学[8]を構築してゆくことにより，宗教・哲学・芸術などとも統合することが可能になると考えている．

　本書では，《いのち》の立場に立つ《全一場（地のいのちの絶対動的側面）・全一気（地のいのちのハタラキ）・全一体（からだ・こころ・あたまが統合した本来のいのちの姿）・全一観（地のいのちと図のいのちを統合する意識）》に基づく，世界観・人生観（ライフスタイル）の根本的統一の学である《全一学》を提示する（第6章）．

　また，これからの医学・医療は一人ひとりのセルフケア（自助）と相互援助（共助）を土台としなければ成立しないとの判断から，New Health for All が提唱され，2025年までに目標を達成する方針が打ち出されている[1]．

　この目標を達成させるためには，科学の普遍性【類】と文化の特殊性【種】，さらには一人として同じ人間はいない特別な存在であるという個人性【個】を考慮した，生かされて活きている存在者（生活者）として，メディカルスタッフのみならずすべての人々が，自他を分離する**知性**〈**自我**＝人間心：後天的な思考・感情・記憶〉と自他を分離しない**感性**《**無我**＝からだ・こころ》を統合する必要がある．

　また，これまでの病院に行って診断を受け，治療して貰えば病気は治ると言った受動的な態度では健康を回復させ，さらに健康を維持・増進させることは不可能である．「**いのちの主人公，からだの責任者**」の自覚の上に，一人ひとりが能動的に健康を生成するといった，これまでの**病気（medicine）中心主義**から**健康（health）中心主義**へと意識を変革し，《いのち》の【**自感（印性・感性）・自覚（知性・悟性）・自証（行為・実践）**】*を土台とした，**生活者を主人公とする，いのちに基づいた医療の理論とセルフケアの実践を統合した《CORE》medicine & health** として，その全体像を提示する．

　　　　　　　　　　　　　　　　　　　　　　　　　　　　　　　　　　　　（渡邉勝之）

---

*注：自感とは細胞の一つひとつで感じる印性・感性である．
　　自覚とは，自感を統合して，脳で認識する知性・悟性である．
　　自証とは，いのちを体認し，二度とない人生において自ずから証明する行為・実践である．

コラム1：spiritual をいのちと翻訳する

　健康の定義改正案で議論され，棚上げ状態とされている，spiritual を肉体（physical）と精神（mental）と社会（social）を包含する和語，《いのち》と翻訳する．これは，日本における医療の根本に関わる問題といえる．

　日本において，生活者を主人公とした医学・医療を実践するには，現在の近代医学の専門用語ではなく，また伝統醫療の専門用語でもない，生活者が使用する生活用語を共通言語とする必要があるからである．

　長年，医学教育を受けたメディカルスタッフは，患者にインフォームドコンセント（説明と同意）をしているつもりであるが，専門用語を用いた途端，共通理解が不可能となるのが現在の医療現場である．また，伝統醫療従事者も同様で，陰陽論や蔵府経絡理論などをいくら説明しても理解して貰えない．

　これまでの医療は，科学的な医学・医療を実践することを至上命令として，突き進んできた．また，チーム医療も医師を指揮者とし，その他のメディカルスタッフがそれに従う，垂直的な DOS（Doctor Oriented System）が主流であったが，生活者を主人公とした POS（Problem Oriented System）やメディカルスタッフと生活者の共同行為で成立するこれからの水平的なチーム医療システムにおいては，生活者（患者）が主人公となる．

　このことは，必然的に日常生活で使用する用語が共通言語となることを示している．

　メディカルスタッフは各々の専門用語を日常使用する生活用語に翻訳し，生活者が主体となって行う，インフォームドチョイス（選択と納得）の可能な環境を整備しなければならない．そうすることにより，はじめてインフォームドコンセントと両立することが可能となり，共同作業である，いのちに基づいた医療（LBM）が成立する．

第2章

《いのち》とは

> **ポイント**
> 1. 一なる《地のいのち》とは，絶対性・全一性・十全性である
> 2. 多なる《図のいのち》とは，三人称の生命，二人称の生活，一人称の人生である
> 3. 《地のいのち》と《図のいのち》との関係

1. いのち：《地のいのち》と《図のいのち》

いのちとは何か．いのちという言葉は，誰もが何となく理解しているつもりで見聞し，また使用しているが，いざ言葉で説明するとなると大変難しい．何故なら《いのち》は言葉で表現し得る領域にない，言語以前の非言語領域における実在と思われるからである（図4）．

本書では，いのち＝原始存在＝真空場（絶対静）＝全一場（絶対動）とし，いのちの理解を助けるため《地のいのち》と表現している．

また，言葉にすることは流動的なものを固定化することである．抽象的なものが具体的になるという利点がある一方，言葉にした瞬間に無分節から分節へと変質してしまう危惧がある．このことは，昔から指摘されていたことであり，「知るものは言わず，言うものは知らず」と言い伝えられてもいる．老荘思想の"道(タオ)"，朱子学の"太極(たいきょく)而無極(むきょく)"，仏教の"色即是空(しきそくぜくう)・空即是色(くうそくぜしき)"・"一即多(いちそくた)・多即一(たそくいち)"，神道の"惟神(かむながら)"も同様であろう．

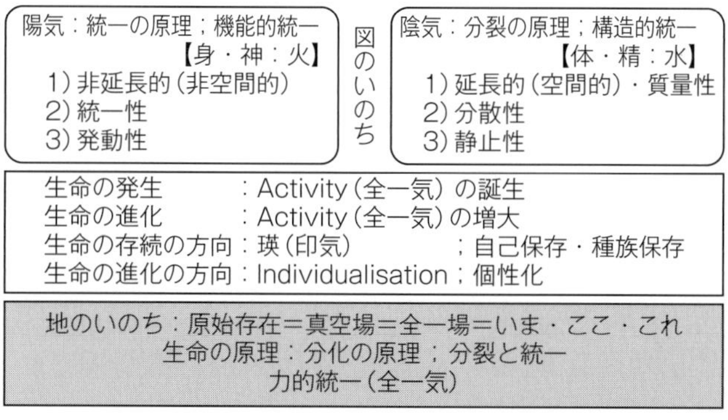

```
┌─────────────────────────┬───┬─────────────────────────┐
│ 陽気：統一の原理；機能的統一 │ 図 │ 陰気：分裂の原理；構造的統一 │
│      【身・神：火】          │ の │      【体・精：水】          │
│ 1) 非延長的（非空間的）      │ い │ 1) 延長的（空間的）・質量性  │
│ 2) 統一性                    │ の │ 2) 分散性                    │
│ 3) 発動性                    │ ち │ 3) 静止性                    │
├─────────────────────────┴───┴─────────────────────────┤
│ 生命の発生        ：Activity（全一気）の誕生                │
│ 生命の進化        ：Activity（全一気）の増大                │
│ 生命の存続の方向  ：瑛（印気）       ；自己保存・種族保存   │
│ 生命の進化の方向  ：Individualisation；個性化               │
├─────────────────────────────────────────────────────┤
│ 地のいのち：原始存在＝真空場＝全一場＝いま・ここ・これ      │
│       生命の原理：分化の原理；分裂と統一                    │
│              力的統一（全一気）                             │
└─────────────────────────────────────────────────────┘
```

図4 全一場・全一気・陽気・陰気の関係

それではいったいどうすれば良いのであろうか．「いのちは，自我意識すなわち知性や悟性だけ」では捉えることはできない．たとえ出来たとしても"群盲象を撫でる"の諺があるように，認識することは出来ないと思われる．この問題を解決する一つの方法がある．《からだ》の細胞のハタラキである印知感覚[補参照]すなわち印性と，主に松果体のハタラキである共通感覚（感性）で自感する．それを主に左脳のハタラキである「知性と悟性」で自覚し，それらを統合し生かされて活きる《からだ》（他力）の全細胞と《あたま》（自力）を調和させ，行為する．すなわち，**《いのち》を体認自証する**ことにより，初めて体得・認知することが可能となる．

プロジェクト「いのち」，いのちの医療哲学研究会において，長年の対話およびワークショップなどの体験を通して，《いのち》について一定の共通理解が得られてきた．今後，《いのち》を学として研究を進めていくためには《いのち》を定義する必要があるのではないか．また，言葉で表現することによる危惧を解決する方法として，一度決めたものを固定的ではなく，流動的に捉えることにより徐々に《いのち》の本質に近づいていけるように定義すれば良いとの意見も出された．これらの議論を参考として，筆者は「**いのちとは，一なるものであり，多なるものに分かれてハタラク，実在である**」と導きだした．

上記した《いのち》について様々な角度から，説明する．

《いのちの一の側面：地のいのち》とは，「**絶対性・全一性・十全性**」となる．言葉では抽象的にしか，表現することができない．絶対性とは，字が示すごとく対を絶する，すなわち対が無いという意味である．全一性とは，すべての現象は一つの《いのち》の表現であるという意味である．十全性とは，垂直軸と水平軸が交わり，常に完全（十全）であるという意味である．

どれも同じことを意味しているが，これら3つの言葉で《いのち》の"一なるもの，地なるもの"を指月の喩えのごとく間接的にではあるが，説明できるのではないかと考えている（第6章）．

少し難しい表現ではあるが，哲学用語では「**空または絶対無即絶対有**」とも表現できる．東洋思想では老荘思想における「道」，儒教（朱子学）における「太極而無極」，さらには仏教における「空または真空妙有」などと表現され，日本の天台仏教においては「草木国土悉皆成仏」の本覚思想（すべてに仏である《いのち》が宿っている）が唱えられてきた．また，禅では「不立文字」として，文字では説明できないという立場を貫いているが，仏教用語である「一即多・多即一」と「空即是色・色即是空」は先の説明を，また別の角度から表現していると思われる．

これらの歴史的背景も踏まえ，現代語で表現すると，「**地のいのちとは，すべての対生成（創造）・対消滅（破壊）を現象させている，絶対の真空場（叡智・慈悲・意志）＝全一場（光・愛・力）である**」*となる．

これらは，同じ一つなるものである**《地のいのち》**を，様々な観点および言葉を用いて表現している．上記をまとめて筆者自身が，最もしっくりくる言葉で表現すると，「**いのちとは，そこから生まれ，そこに活き，そこに死んでゆく場所（真空場・全一場・無限球）である**」となる．

***参考**：絶対であるいのち（**全一場**）は，対が無いので，相対的に分かれてハタラクと表現しているが，全一気は全一場と分離してハタラクのではなく，常に全一場に包摂されており，部分（全一気）即全体（全一場）のホロンの構造と機能となっている．この関係を表現するために，すべては一つのいのちの表現であるという意味を込めて，**全一**という言葉を使用している．全一観・全一体も同様である．

2. 《図のいのち》：生命・生活・人生との関係

《いのち》の"多"の側面，本書で《図(ず)のいのち》と表現している，"生命"・"生活"・"人生"と《地(ち)のいのち》の関係を説明する（図5）．

1) 《いのち》と"生命"

《いのち》と"生命"は何が異なるのであろうか．遺伝子診断・治療をはじめ，再生医療や人工生命などの分野で生命科学として研究されている"生命"は，まさしく物質や情報として捉えられている．また，科学の基本的立場である「いつでも・どこでも・誰もが」同じであるという前提に立ち「普遍性・再現性・客観性」が求められる．これらをまとめると，《図のいのち》の三人称（それ：it）的側面が"生命"と言えるであろう．

2) 《いのち》と"生活"

《いのち》と"生活"の関係を見てみると，人間は決して一人では生きることはできない弱い存在である．人間とは人と人との間の関係的存在を意味している．また，他力的に生かされ，自力的に活きる存在者（生活者）として，お互いに助け合い日常生活を過ごしていることから，《図のいのち》の二人称（私と汝・私たち：we）的側面が"生活"と言えるであろう．

3) 《いのち》と"人生"

《いのち》と"人生"の関係を見てみると，人生は四苦（生・老・病・死）であると言われ，どの事象も〈自我：思考・感情〉の思うようにコントロールすることができない．

なぜ，生まれてきたのか，なぜ，病気になり，老いて死んでゆくのか，これら人生における根本問題を一人ひとりが，一人称的に《からだ》のハタラキである"印性と感性"で自感する．それらを元に人間のみが有する，自我のハタラキである"知性（心世界を主観的に認識する意識）と悟性（物世界を客観的に認識する意識）"で自覚する．

さらに，日々の生活において"印性・感性と知性・悟性を用いて行為・実践する"，すなわち《からだ・こころ・あたま》を一なるいのちに統合した《全一体》となり体認自証してゆく．このように《図のいのち》の一人称的側面が"人生"であると捉えている．

《図のいのち》生命・生活・人生を《地のいのち》は土台として支え，そこから生まれ，そこで活き，そこに死んでゆく場所として，《地のいのち》が無限球的に包摂して，実在している．

```
三人称：生命      生物的ヒト（遺伝子）
二人称：生活      人間（社会）
一人称：人生      四苦（生・老・病・死）

0人称：いのち     絶対性・全一性・十全性
[非人称・無我]      （生死一如）
```

図5 《地のいのち》と《図のいのち（生命・生活・人生）》の関係

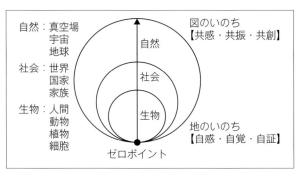

図6 地のいのちと図のいのちの重層的階層構造

　0人称（非人称）の《地のいのち》は，無我の立場に立った時，初めて認知することが可能となる．また《地のいのち》は，生まれも死にもしない，絶対性である．

　図6に示すように，《地のいのち》が動くことにより，地と図の境界領域である《全一場》のゼロポイントから《全一気》が発生し，《地と図》を通貫し・統合している．地のいのちと図のいのちは重層的階層構造をとり，地のいのちから〈図のいのち：生物（細胞；植物・動物・人間），社会（家族・国家・世界），自然（地球・宇宙・真空場）〉が創発する．これら〈図のいのち〉はすべて，一なる《地のいのち》を基盤として発現していることから，《全一気》により統合された状態を《全一体（からだ・こころ・あたま）》，地の立場に立ち，《地と図》の両方の観点を統合した立場を《全一観》とする（第3章・第6章）． 　　　　　　　　　　　　　　　　（渡邉勝之）

コラム2：自力と他力

　《いのち》と《からだ・こころ・あたま》をパーソナルコンピューター（PC）に喩えると，PC本体（からだ），OS（こころ），ソフト（あたま）であり，蓄電池で作動し，インターネット回線にも繋がっていない，孤立したoffライン状態が**自力**と言える．

　一方，**他力**とは，PCに電源コンセントから電気が供給され，インターネット回線に繋がったonライン状態を意味する．人間は"他力即自力"の状態で生活しているが，他力の部分を忘れているか，無視してしまっている，孤立した状態が自我である．すでに繋がっている（繋がっていなければ人間は生存することができない），このonライン状態，他力：からだと自力：こころ・あたまが《地のいのち》のハタラキである《全一気》により統合された状態を《全一体》と表現している．

　他力即自力を積極的に活用する方法を，生活者一人ひとりがセルフケアとして確立し，日々の生活において実践するのが本書の主題となる．

　《全一気》を印性で捉えると瑛（ei：原始信号系），感性（共通感覚）と知性・悟性（五感）で捉えると氣（ki：情報系）と気（qi：エネルギー系）となる．

　地と図を繋いでいる力の本質を，全一場の根源的なハタラキとしての愛（ai）とみる．《地と図》を《全一場》が統合し，《全一気》が通貫している．プリズム（分光器）を通すと，絶対動としての全一場には"光・愛・力"，絶対静としての真空場には"叡智・慈悲・意志"と，分けて表現できる[19,25]．

　（注：ここでの地の存在である光・愛・力は，可視光線・愛情・エネルギーとは異なる）．

第3章

LBM—東西哲学の統合

> **ポイント**
> 1. 自我の立場に立つ，心身二元論（唯物論と唯心論）
> 2. 無我の立場に立つ，身心一如論
> 3. いのちの立場に立つ，唯気論．全一学：全一観・全一体・全一気

はじめに

　筆者は，西田幾多郎の（東洋哲学と西洋哲学を融合した日本独自の）哲学に触発され，東西医学の融合を志したが，まったく異なる両医学を統合することは非常に困難であり，それを実現させるためには，まずは土台となる哲学（世界観・人間観・生命観・死生観などのライフスタイル）を統合する必要があると考えるに至った．

　筆者は，老荘思想や禅の思想に興味を抱いていたこともあり，東洋医学の理論には親近感を感じていた．しかし，東洋医学の基礎理論である"気"は講義や本だけでは，理解できなかった．頭（あたま）の理解ではなく身体（からだ）で体得する必要があると考え，日本で発祥した武道である合氣道を始めた．入門して直ぐに"氣"の存在を実感できた．しかし，東洋医学で言う"気"と合氣道で言う"氣"は少し違うことに気づいた．また，中国で言う"気（qi）"と日本で言う"氣（ki）"も異なる．しかし，何がどのように異なるか，理解し，納得することはできなかった．

　大学の4年間が終了し，研修生として実際の医療現場を体験した．

　大学では主に解剖・生理学に基づく診断法・治療法を学んだことから，運動器疾患に対してはある程度，対応可能であったが，それ以外の内科疾患や癌性疼痛などには対応がほとんどできず，さらに専門の東洋医学，伝統醫療の診断法・治療法を勉強した．

　2年目は外科学教室を志望し，腫瘍免疫の基礎研究と入院患者の鍼灸臨床を主に担当した．外来受診時から入院，手術，退院までを継続して診るシステムだった．当初は患者さん一人ひとりを，まるで家族を診るような気持ち（二人称としての観点）で，何とか良くしたい，何とか良くなって欲しいと，日々の鍼灸治療に取り組んでいた．しかし，終末期（ターミナル）の患者が多く，鍼と灸のみの治療手段では何ともしがたい無力感から，1年も経たない間に，燃え尽き症候群に陥ってしまった．

　その時，澤瀉久敬の『医学概論』との出会いがあった．

　それ以降，終末期などの重症患者を診ることができるようになるためには，自分自身の一人称

としての**死生観**の確立がまずは必要不可欠と痛感した．

　その中でも筆者の哲学的・思想的バックボーンとなり，大きな影響を受けたのは，日本独自の各々の哲学であった．以下に，その哲学者とキーワードを参考として記載した．すなわち，安藤昌益「直耕・二別一真」[13]，西田幾多郎「行為的直観・絶対矛盾的自己同一・逆対応」[14]，澤瀉久敬「重層的逆転的二元的一元論」[15]，森信三「全一学」[12]，井筒俊彦「存在即意識のゼロポイント」[16]，鈴木亨「存在者逆接空・空包摂存在者」[17]である．

　どの先駆者の哲学も，深層において通底しており同じことを表現している．しかし長年，"逆対応・逆転的・逆接"などの意味は理解できなかった．しかし，死生観を確立できたことにより，漸く腑に落ち，納得できるようになった．

　また，東洋医学の源流にまで遡る必要性に気づけたのは，生死に関わる重症患者にも対応できる，鍼灸医学を暗中模索していた時期に，有川貞清が創始した『始原東洋医学』[18]と邂逅したことであった．有川医院での臨床研修において，それまでの常識ではとても理解できない，大変貴重な症例の治癒過程を体験して，中国の名医である扁鵲の伝説は，決して司馬遷の創作ではなく歴史的事実であったと再認識できた．これらの経験から，古代の先人が実践し，古典として書き残してくれた遺産を継承・発展させるためには，印性（単細胞が有する印知感覚）の再獲得が必要不可欠であることを痛感し，始原東洋医学の研究および臨床に取り組んでいる．

　また，セルフケアの重要性に気づき，日本で実践されている様々なセルフケアおよび養生法を調査していた時に，《肉体：からだ》と〈人間心：思考〉の相違を明確に説き，気についても多くの示唆的な言及をしている，河野十全の著書[19]に巡り合い，それまで疑問であった，身心一如論と心身二元論の違いを明確にすることができた．また東洋思想・哲学と西洋思想・哲学をどのように統合すれが良いのか，本からではあるが，多くのヒントを得ることができた．

1. 《地のいのち》と《図のいのち》の二元的一元論

　東洋哲学と西洋哲学の統合理論は，上記の先哲らの底流に共通する哲学・思想ならびに方法論を参考として，筆者自身の印性・感性（自感）ならびに知性・悟性（自覚）を駆使して捉え直

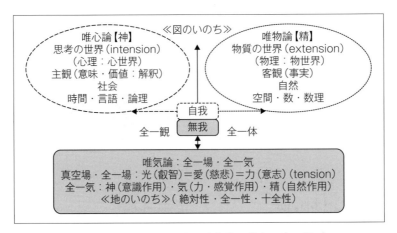

図7　唯気論と唯心論と唯物論の統合；全一学

し，言語化やイメージ化することができない（不立文字である）内容を敢えて，限界を知りつつ言語と図を用いて表現（自証）したものである．

いのちに基づく医療（LBM）の理論では，図7の下段に示す《地のいのち》を唯一の実在と捉えている．また，西田幾多郎は Life を根底としていたことから，"絶対無の場所"を，本書では《地のいのち：絶対動即絶対静》とし，「そこから生まれ，そこに活き，そこに死んでゆく場所」であると捉えている．

また，《地のいのち》の一面である絶対無の場所を**無極**，もう一つの面である絶対有の場所を**太極**として捉え，絶対無即絶対有であり，**無極而太極**と捉えている．この関係を《地と図》とした．《図のいのち》は，陰気と陽気の二元として表現されていることから，精神（こころ）と物質（からだ）も二元的一元論と捉えている．この関係を《地と図》とした．同様に，唯気論（全一場・全一気）を一として，二つに分かれている唯心論（思考の世界）と唯物論（物質の世界）を二元的一元論的に捉える[補参照]．《地と図》を根本的な構造と機能として捉え，相対的な〈地と図〉との関係は重畳構造になっている．

2. 円図と太極図と図地反転図形

地の存在である，全一場は，図8の円図に示すように，中央の真空場（絶対静：叡智・慈悲・意志）である《地のいのち》が動的・渦動的・螺旋的にゆらぐことにより，境界領域である《全一場（絶対動）》のゼロポイントに《全一気》が創発する．動かす方は軽い気であり，動かされる方は重い気となり，陽気（図では白）と陰気（図では黒）が発生する．また，《全一気》のハタラキにより，光と力が創発する．愛は《地のいのち》と〈図のいのち：陰気・陽気〉を繋ぐ全一場の本質的な力である．ゆえに"光＝愛＝力"となる．気が質量を伴うと同時に，相対的な図が現象する[補参照]．

この動的・渦動的・螺旋的運動を示した図として，図9に示す太極図は一般的に良く知られている．この図を平面的に見るのではなく，立体的に動的に見ると回転し，螺旋運動しているように感じることができる．「陰極まれば陽に転換し，陽極まれば陰に転換する」，また「陰（図では黒）の中に陽（図では白），陽の中に陰」が存在し，常に動的平衡を保っている．先の円図とは

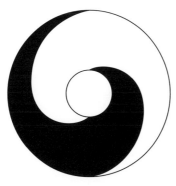

図8　円図

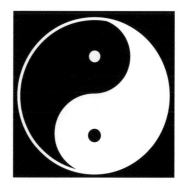

図9　太極図

（天）図のいのち＝陰（月）＋陽（日）
（太極）　　　　死（呼）　生（吸）

（天）図のいのち（太極）　（大）地のいのち（無極）
自我（分離）　　　　　　無我（無分離）

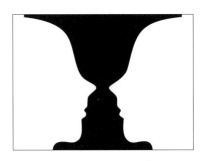

図 10　《（大）地と（天）図の統合：全一観》と
《（陰）地と（陽）図の統合：全一体》

図 11　クラインの壺
図地反転図形．隠顕倶成

異なり，まさしく地として隠れて見えないが《地のいのち》のハタラキが《図のいのち》として表現されていることに気づくことができる．図として目に見える陰と陽の関係を〈（陰）地と（陽）図〉，《地》として目に見えない無極と，陰と陽の元である《図》の太極との関係を《（大）地と（天）図》として区別している．

《地と図》を一つの《いのち（全一場）》のハタラキである《全一気》が通貫し，統合しており，刻々と働いている．そのハタラキには，自然作用・感覚作用・意識作用のほかに，物理作用・生理作用・精神作用などがあり，五感で認識できる現象界においても様々な表現をしている．

これまで説明してきたことをまとめると**図 10** に示すように，《いのち》は自我の立場で捉える**《図のいのち＝陰と陽：太極》**と，無我の立場で捉える**《地のいのち＝無極》**に分類することができる．

陰は自然界では月，人間では女性，呼吸では呼気を象徴している．他方，陽は太陽，男性，吸気を象徴している．これら陰陽が統合した状態を太極と言う（図の点線内）．また，地のいのち（無極）と図のいのち（太極）を分離せずに《地と図》の両方を観る観方を《全一観》という（図の実線）．このように，陰と陽〈地と図〉，太極と無極《地と図》は重層的な二元的一元論となる．

図 11 図地反転図形「クラインの壺」を用いて説明する．同じ 1 枚の絵ではあるが，黒色を図と見ると「壺」に見える．また，白色を図と見ると「向き合っている二人の人間の顔」に見える．このように，相対的に目に見える〈地と図〉も“即”の関係，すなわち“一如”である．さらに《図のいのち＝陰陽》は，陰（死・呼気）と陽（生・吸気）に分類することができる．

《地のいのち》の立場では，呼吸は逆転する．創造は呼気，破壊は吸気となる．この関係を，安藤昌益は「転定の呼気は，男女の吸気なり．転定の吸気は，男女の呼気なり」と表現している．[13] 人間の一呼吸ごとに，死にまた生きていると同様に，《地のいのち》は不生不滅であるが，《図のいのち》は一瞬一瞬に死滅（対消滅）し誕生（対生成）している．

3. 自我の立場と無我の立場

〈私〉の《いのち》があるのではなく，《いのち》が〈私〉を表現しているのである．この観点は，いわゆる常識（コモンセンス）とは，逆転した関係となる．日本語は主語がよく省略されることや，「おかげさま」や「ありがとう」の日常よく使用される言葉は，特定の対象的な誰かに向け

て使われるだけではないことからも，伺い知ることができる．

では，なぜそのような逆転が起こるのであろうか．その大きな因子は，東洋哲学で説かれている無我と，西洋哲学の基本である考える自我の，立脚点の相違である．

わかりやすく喩えると，図はまさしく自我が知性または悟性の色眼鏡を掛けた状態で認識した世界である．カントが先験（アプリオリ）であるとした，時間・空間に分かれる前の非言語領域で自他一如である一つの《地のいのち》を，〈心〉と〈物〉とに分けて分節的に捉えている状態である．また，思考の世界〈心世界〉を言語で表現し，主観的に解釈を施し，意味や価値を付与している．ゆえに，一人ひとりの（色眼鏡の相違により）認識が異なり，同じ真実を感覚しても意味や価値が異なるのである．

4. 唯心論と唯物論

図7に示したように相対的で時間的な側面が思考の世界（intension：内向きの力）と言える．言語（言葉・論理）を介して，主観的な意味づけ・価値づけ・解釈を行う．それらを元に，人間が集団となり社会（民族・国など）を形成する．この思考の世界を根本として，心に立脚した哲学を"**唯心論（観念論）**"と言う．

他方，物質の世界（extension：外向きの力）を，数理で表現し主観的な意味や価値を付与せずに，悟性を用いて誰もが客観的に認識できる自然と規定することにより，科学・技術を現在まで飛躍的に進歩させてきた．しかし，万物流転，諸行無常と言われるように，形あるものはいつか滅びる．物は空間に存在し五感で認識できることから，相対的で空間的な側面が物世界と言えるであろう．また，この物世界を根本として物に立脚した哲学を"**唯物論**"と言う．

デカルト哲学はこれら2つの世界である〈心と物〉を第二の実体として捉え（第一実体は神），相互に影響を及ぼさないと規定することにより，**心身二元論の哲学**を樹立した．この哲学を土台として，近代科学・技術は爆発的に発展した．〈心〉だけを分離して扱う心理学と〈物〉だけを分離して扱う物理学においてはそれで問題なかったかもしれない．しかし，人間の〈精神と物質〉ないしは《こころとからだ》を同時に扱う医学においては，大きな問題が発生した．

5. 唯気論：全一場・全一気・全一体

心身に関する問題を克服するため，生理学者でもあったデカルトは心身が連絡する場所として，**松果体**に着目した．それ以降，「共通感覚の場」はアリストテレスが提唱した心臓から脳へと移行し，近代医学の世界において主流を占め，現在に至っている．さらに現代医学で実施されている，脳死・臓器移植などは『**動物機械論**』[20]を提唱したデカルトの弟子である，ラ・メトリーが提唱した『**人間機械論**』[21]の哲学の上に成立した医療行為だと言える．果たして，動物も人間も単なる物質で構成された精密機械なのであろうか．

この問いに対し，ベルグソンは"機械は多から一"の方向であり，"生命は一から多"の逆の方向である[22]ことを指摘し，機械と生命の根本的な相違を説明している．

澤瀉は『医学概論』第2部[15]において上記の問題を解決するため，**第3の世界として"身体"**に注目し，東洋医学の基本概念である"気（α）"にも言及している．しかし，《地のいのち》の領域までには射程が伸びていないように思われる．

筆者は，澤瀉の『医学概論』から多くの示唆を受けたが，《地のいのち》を唯一の実体として捉え，相対である《図のいのち》の《からだ（身体）》を第3の世界ではなく，**第1の世界**と捉え直した．（この第1の世界を分離して捉えると，心身二元論となる）．

デカルトに倣って命題を挙げるとするならば，《図のいのち：からだ》の感性の世界は「我感ずる，故に我あり」，細胞の印性の世界は「気づく」となる．さらに《地のいのち》の世界を，上田閑照は「**我は我なくして我あり**」[23]と表現している．

筆者は，「いのちが，私を表現していることに気づく．故に私は思い，欲し，感じ，生きている」とした．これを出発点として，いのちに基づく医療（LBM）の基盤とする．

では《からだ》とは何か．この領域は先ほどの"自我"を主体とした，人間独自の知性または悟性である色眼鏡を掛けた状態（分析的には）では捉えることはできない．ゆえに東洋では，人間心の色眼鏡を掛けない状態（無分節）を"無我"と表現しているが，《地のいのち》とその現象である《からだ》は印性（印知感覚）および感性（共通感覚）で，捉えることが可能となる．

知性と悟性は，過去と未来は認識することができるが，《地のいのち》が実在している《いま・ここ・これ》を捉えることができるのは，印性と感性である．《図のいのち》である《からだ》は感性の世界であり，図4に示したように，**陽気（機能的統一）の側面（身・神）と陰気（形態的統一）の側面（体・精）は分けることができない，一如の関係である**．

ゆえに，《図のいのち：からだ》の現象的表現である空間的側面としての《身体》と時間的側面としての《精神》はまったく同じであり，身心一如であることから《**からだ＝身体＝精神**》と表現している．

以上をまとめると，唯一の実在である《地のいのち》のハタラキである《全一気》が現象として表現している，その時間的側面が《精神》であり，空間的側面が《身体》である．これらは《地のいのち》である《いま・ここ・これ》を，無我となり印性と感性を駆使して，一如として捉えることである．この立場を**"唯気論"**とした（図7）．

6. からだ・こころ・あたま

本書では，《地のいのちの絶対動の側面である：全一場》と《地と図のいのちを通貫してハタラク：全一気》は常に分かれることなく，無限球の一なるいのちに包摂され部分即全体のホロン的な構造と機能を有していることを示すために，通常使われている〈場・気・体・観〉に全一を付し，相違を明確にした．これら《全一場》の統合と《全一気》の通貫のハタラキにより，人間は《全一体》として存在しているのである．その事象を，本書では，ひらがなで《からだ・こころ・あたま》と表現する．

心身二元論のように，《いのち》から分離・独立した実体として**心**（意識）と**物**（存在）を捉える時には，漢字〈体・心・頭〉で表現し，両者の相違を区別している．

図6に《地のいのち》と《図のいのち》の関係を示した．絶対の《地のいのち》がゆらぐことによ

り，境界領域である《全一場》のゼロポイントで《全一気》が発生し，地と図を通貫する．《全一気》が質量を伴うことにより，《図のいのち：自然・生物・社会》が現象する．

まず始めに自然（真空場・宇宙・地球）と生物（細胞：植物・動物・人間）が原始存在である《地のいのち》を土台として同時に創発する．次に，人間が社会（家族・国家・世界）を形成し，図 12 に示すように重層的な階層構造を形成する．

同様に，図 13 に示すように人間も機能的な階層構造をなし，《地のいのち》がからだを創発し，次にこころを創発する．また図式的には，左の無我の立場では《からだとこころ》が分離していない，身心一如となる．右の自我の思考の立場では，心と身は独立・分離した第二実体として捉えられている．図 14 に示すように《地のいのち：全一場》のゼロポイント（図の●）から《全一気》が《からだ・こころ・あたま》を通貫している．《からだ》も同様に，構造的には臍から下・臍と首の間・首から上の 3 つに分類[19]される．機能的には，原始信号系・情報系【脳と遺伝子】・エネルギー系【体壁系・内臓系】の階層構造を形成している．

《こころ》も同様に，顕在意識（五官意識：いのちに直結した感覚意識）・潜在意識（感情・記憶）・無意識（宇宙的無意識）の階層構造となっている．

《あたま》は図 15 に示すように，生命の中枢である脳幹・脊髄系（植物脳・生命脳）の「我生きる，故に我あり」，感情・欲望の中枢である大脳辺縁系（動物脳・情動脳）の「我欲す，故に我あり」，直感・感性の中枢である右脳・松果体の「我感ず，故に我あり」，知性・悟性の中枢で

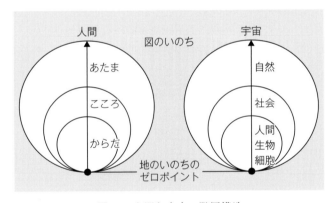

図 12　人間と宇宙の階層構造

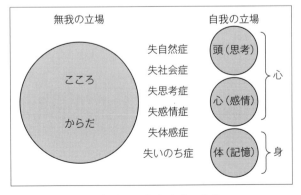

図 13　無我の立場と自我の立場

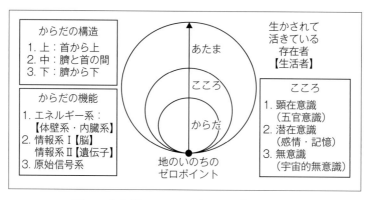

図 14　からだ・こころ・あたまの構造と機能

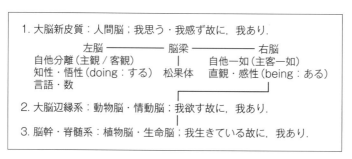

図 15　あたまの構造と機能

ある左脳の「我思う，故に我あり」の階層構造を形成している．

　大脳新皮質は，人間脳とも言われ，他の生物と比べて特異的に進化している．右脳は，非言語領域を自他一如として捉え，"ある（being）"を感覚的に認識する．左脳は，知性を主に司り，言語（論理）または数（数理）を用いて，自他二元（主観・客観）として捉え，"する（doing）"を意識的に認識する．それら左右を水平的に統合するのが**脳梁**である．

　「我思う，故に我あり」を哲学の命題とした近代以降，左脳（知性・悟性）が極端に優位となっている．右脳（感性）だけではなく，大脳辺縁系（動物脳・情動脳である），脳幹・脊髄系（植物脳・生命脳である）との調和を取り戻し，人間本来の《全一体》に統合する必要がある．（垂直的に統合しているのが，**松果体**ではないかと推察している）．

　図 12・**図 13**に示すように，一人ひとりが《地のいのち》に基づいた《からだ・こころ・あたま》である，本来の《全一体》を【自感・自覚・自証】することにより，現在問題となっている失体感症（からだの気づきの失調）・失感情症（こころの気づきの失調）・失思考症（右脳と左脳の失調：仮称）は改善するであろう．さらに《図のいのち》の【共感・共振・共創】の和を拡げ，「生かされて活きている，生活者」であることの気づきに基づき，他力と自力を統合した《全一体感覚：アドラーの共同体感覚に相当》を一人ひとりが共有することにより，人類による戦争や環境破壊などの原因をもたらしている，現代の大きな問題（失社会症・失自然症など）を解決してゆく必要がある．

　重層的な関係となっている細胞・生物・人間・社会・自然には，《地のいのち：全一場》のハタラキである《全一気》が地と図を通貫していることから，《地のいのち》と繋がり（グラウンディン

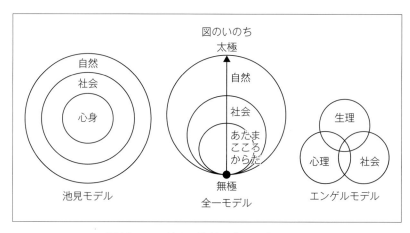

図16 エンゲル・池見・全一の3モデル

グする），人間（からだ・こころ・あたま）の中心軸に気を通す（センタリングする）ことが，自然治癒力ならびに健康維持能力を十全に働かせるための要点となる（第7章）．

図16に3つのモデルを図示する．エンゲルが示した，生理・心理・社会モデルでは，生理・心理・社会が独立しており，各々が部分的に重なり合った関係を示している．一方，池見が示した，生理・心理・社会・自然（実存）モデルは，いのちモデルと同じ重層的関係を示しているが，図である自然の奥に実在する《地のいのち》とそのハタラキである《全一気》は示されていない．**全一モデル**は，先に説明したように，実在である《地のいのち：無極》が重層的に《図のいのち：太極・陰陽》を表現していることを示している．

全一性であり，絶対性であり，十全性である《**地のいのち**》は**不生不滅**であるが，個的かつ多の側面である《**図のいのち：からだ・こころ・あたま**》は相対であり，かつ構造的には不完全の完全としての構造的全体性であり，かつ機能的には不安定の安定としての機能的全体性であることから，《図のいのち》は誕生し消滅する．《いのち》は不連続の連続なのである．

（渡邉勝之）

コラム3：地のいのちである《真空場・全一場》とそのハタラキである《全一気》

いのちにみる地(ち)と図(ず)の関係を映画に喩えると，色メガネまたは3Dメガネ（自我）で見ていた映像（図）の背後にまったく変化していないスクリーン（地）があることに気づくことである．このスクリーン（真空場）が無ければ，映写機（物）から光が発せられフィルム（心）を照らしても，映像（図）は写らない．また，これらすべては《全一場とそのハタラキである全一気》による現象である．《地のいのち：全一場》や，そのハタラキである《全一気》は五感で捉えることはできない．

ゆえに，生物（単細胞）が有している，印性を用いて気づくほかに方法はないと思われる．これと同様な事項を，安藤昌益は"直耕"，西田幾多郎は"行為的直観"と表現した．

本書では，主に松果体のハタラキと思われる"感性（共通感覚）"との相違を明確にするために，細胞一つひとつが有する印知感覚である，第0感を"印性"とした．

第4章

LBM―東西医学の統合

> **ポイント**
> 1. 毉：気体病理学説，醫：液体病理学説，医：固体病理学説
> 2. アロパシー医学（異種療法）とホメオパシー医学（同種療法）
> 3. ホメオスタシス（生体恒常性），PNI（精神神経免疫学），自己治癒力（core：全一体のハタラキ），自然治癒力（CORE：いのちのハタラキ）

1. 原始毉術

　医学・医療の歴史を，漢字の変遷を用いて簡略に述べると，文字文化成立以前は医学と呼べるレベルではなく，「毉」で表現されるように，宗教やシャーマニズムと医術が混在した医療が施されていたと思われる．「毉」の下は「巫(み)こ」であり，また「巫」の上の一は天を，下の一は地を，中央の｜は人を示すとされ，天と地を繋ぐ人を意味すると解釈されている．喩えると，電源コンセントとインターネットのLANに繋がっている状態と言える（コラム2, p14）．

　動物をはじめ，原始時代の人間は自他を分離した自我の働きである知性と悟性よりも，自他を一如とした無我の働きである印性と感性が主に働いていたと思われる．ゆえに《いのち》のハタラキである《全一場・全一気》を認識し，"宇宙の法則・自然の法則"もしくは，宇宙・自然のリズム（律動）に即した生活をしていたと推測される．

　近代以前は，東洋だけではなく西洋においても気と類似した概念である，プネウマ：pneuma，プラナ：prana，バーラカ：barraka，ルン：rung，マナ：manaなどを認識していたことからも言えるであろう．

　インドの古代医学であるアーユルヴェーダ（生命の智慧）では，プラナの中継点や流れるルートとして，チャクラとナディーが重要視されている．また，中国の古代医学においても同様に気が集まり流れるルートとして，丹田と経絡が基礎理論として位置づけられている．このように，人間の五感では捉えることができないプラナや気を，古代の人々は印性（印知感覚）や感性（共通感覚）を用いて認識していたからこそ，各地の伝統醫療の基礎理論に位置づけ，長い年月に渡り歴史的淘汰を経て現在に継承されているのである．

　この原始毉術(げんしいじゅつ)を，印性（印知感覚）と感性（共通感覚）を用いて，気の変調を認識し病気とする「気体病理学説」とし，次に示す自他分離的に五感と知性を用いた「液体病理学説」に基づく伝統醫療と区別している．

2. 伝統醫療

　文字が発明され，他人に意思を伝達する時に言語を使用し始めた頃から〈自我〉が芽生え，それまでの自他一如の全一観・全一体から自他を分離する主観と客観へと認識方法の重心が（右脳から左脳へ）徐々に移行したと思われる．同時に《からだ》の五感の土台となる単細胞の感覚である印性から，人間の認識は個的に分離した自我を土台とした知性と悟性へと変化した．この頃から動物と人間の認識方法は大きく異なり，人間独自の文字文化を発達させていった．

　原始毉術においては気の変調を調整する術を中心としていたが，気を感覚できる人間が少なくなると同時に，当時流行していた理論である〈陰陽論・五行論〉などを医学理論に取り入れることにより，印性と感性（共通感覚）に基づく経験的な毉術から，知性と五感に基づく理論的な伝統醫療へと大きく変貌を遂げた．

　この時代に，西洋医学の祖と言われる，**ヒポクラテス**が宗教と医学を分離したと同様に，中国の古典医書『黄帝内経』においても，宗教・シャーマニズムと毉術を分離した．また，同時に五感では認識できない，さらには文字を用いて表現できない"瑛（原始信号系）"も同時に分離し捨ててしまった．または五感で認識でき，文字で表現できる図の存在である，気（エネルギー系）と氣（情報系）へと変質したと捉えている．

　本書では，前者の地の領域のハタラキを"瑛：原始信号系（印気）"と表現し，後者の図の領域のハタラキである"氣：情報系"と"気：エネルギー系"と区別している．また，すべてを一つに統合している絶対動を《全一場》，そのホロン的な構造と機能を《全一気》と記述している．

　医学の歴史を漢字の変遷で説明すると，伝統醫療の"**醫**"には，酉（薬を示す）があり「氵」を付けた「酒」は，百薬の長としての「液体」を意味している．世界三大伝統医学の中国医学では"気・血・津液"，アーユルヴェーダでは"ヴァータ（空・風）・ピッタ（火・水）・カッパ（水・地）"，ユナニ・ティブでは"血液・粘液・黄胆汁・黒胆汁"の3ないしは4つの体液のアンバランス（不調和）が病気であるとする「液体病理学説」へと変貌を遂げた．

　これら伝統醫療は，近代医学が発達した現在においても，淘汰されることなく世界三大伝統醫療として位置づけられ，世界における医療従事者の70％以上を占め，現在も世界各地域の医療を担っている．

3. 近代医学

　顕微鏡の発見により，それまで肉眼で見えなかった細菌や細胞が誰の目にも客観的に見ることができるようになり，「気体病理学説」・「液体病理学説」を否定する形で，病気は目に見えない"気"や"体液"の不調和（アンバランス）ではなく，細胞の病理変化すなわち細胞の異常が病気であるとする，ウイルヒョウが提唱した「細胞病理学説」に転換した．それまで病人を診ていた毉術・醫療から，病気（細胞）を診る医学へと大きな変貌を遂げ，現在の近代医学に至っている．

　医学の「医」の中の「矢」はメスを意味しており，病理変化を起こした細胞を手術で取り除く

といった，それまでの気または体液の不調和を調整する毉術・醫療から，細胞の異常を取り除く医学へと大きく変わっていく．この発想は，体内に侵入した細菌やウイルスは除去する，発熱すれば解熱するなどの医療行為に繋がる．この理論と実践は"アロパシー医学（異種療法）"と呼称されている．

正反対に，発熱は体内に侵入した異物と戦っている状態であり，解熱することは免疫の働きを阻害していることであり，発熱させる作用のある薬物を希釈して服用させることにより，免疫の働きを高め治癒に導くとした，新しい医学理論をドイツのハーネマンが確立した．先のアロパシー医学とはまったく逆の理論と医療行為であり，"ホメオパシー医学（同種療法）"として，現在，世界中で補完代替医療の一つとして実践されている．ホメオパシーでは，レメディー（薬物）として現在の科学では説明できない位（10^6倍等）に振動させ希釈する．また，希釈すればするほど効果が高いとされている．

伝統醫療は原始毉術を，近代医学は伝統醫療を否定する形で歴史的に推移し，現在，医学と言えば，近代医学を思い浮かべる人が大多数であろう．しかし，先に見てきたように，近代医学だけでも，さらに伝統醫療を取り入れても，今日まで世界の人々が健康を享受することは不可能であった．

4. 毉術・醫療・医学の統合

上記3つの毉術・醫療・医学を，水（H_2O）に喩えると，"水蒸気（気体）・水（液体）・氷（固体）"の3相の相違と言える．これらを，いかに現代に通用する形で統合し，究極的な目標である病気・疾病の治療を中心とした医学・医療を必要としない世界を創造するかが，いのちに基づいた医療（LBM）における主題であり，《CORE》medicine & health を実践してゆくための課題である．

近代医学は最近まで，疾病の治療を中心として日進月歩の発展を遂げてきた．しかし，病人や医療費は減るどころか，増加の一途を辿っている．果たしてこれは進歩と言えるのであろうか．一方，早期診断・早期治療の予防医学が推進され，遺伝子診断・治療も実施されつつある．しかし，いずれも病気・疾病に焦点を当てた診断・治療法である．

他方，上記のアプローチとは異なる，**健康生成論**（salutogenesis）が提唱され，健康維持および健康増進，すなわち病気ではなく健康に焦点を当てた理論が提唱され注目されている．この観点は決して新しい視点ではなく，伝統醫療は本来，病気（疾病）ではなく，元氣（健康）に注目していた醫療だったのである．このことは，治療よりも未病・養生を重視していたことからも言える．

また，WHOの健康の定義改正案で議論されたように，健康と病気は二元的なものではなく連続的であり，かつ動的（dynamic）な平衡を維持している．そのハタラキこそが《いのち：健康維持能力》である．自然治癒力と健康維持能力は同じ力であるが，ハタラキ方が異なるので，本書では区別している．

《地のいのち》と《図のいのち：からだ・こころ・あたま》に重心を置いた，いのちに基づく医療（LBM）では"毉・醫・医"の3相の医学・医療を真に統合しうると考えている．

5. 医学・医療の役割

澤瀉は医学・医療の役割として下記の4つを挙げている．
(1) その人の生命力を保持させること：健康維持・予防・養生*
(2) その人の生命力を強めること：健康増進．
　(1)と(2)を合わせて，salutogenesis とする．
(3) その人の生命力を妨げているものを除くこと：疾病生成論（pathogenesis）
(4) その人の使命を助けること：援助・産婆術・気づきの教育

ここで注目すべきは，医学・医療の役割は，病気の予防と治療ならびに健康生成だけではなく，その人の**使命を助ける**ことを指摘していることである．これは日常生活や統合医療の「医療モデル」と「社会モデル」もさることながら，まさしく終末期医療などで実践されている，**QOL（Quality of Life：生活の質・人生の質）**の向上や**QOD（Quality of Death：その人らしい最期を迎えること）**を援助すること，まさしく人間の原点に関わる課題であり，医学・医療における最重要課題である．

さらに澤瀉は，医学・医療の本質は「その人らしい天寿を全うさせるための学であり術である」とも述べている．《図のいのち》の生と死を越えた，**不生不死の《地のいのち》の"自感・自覚・自証"**を援助することが，いのちに基づいた医療（LBM）の本質であり，扇の要《CORE・核》となる．

6. LBMの理論と《CORE》medicine & health

ソクラテスの産婆術と同様に，病気とは"気"を閉ざして，自我意識で弱らせている状態であり，治そうとする意思がない人は，喩え名医でも治すことはできない．しかし，《地のいのち》は完全であり，《からだ》は本来の状態（全一体・元氣体・健康体）に戻りたがっているのである．この元の状態に戻ろうとする力が《図のからだ》における〈**自己治癒力：core**〉であり，《地のいのち》における《**自然治癒力：CORE**》なのである．それらのハタラキを阻害しているのが，自我の働きである〈**思考・感情・記憶**〉である．《いのち》を太陽の光に喩えると，太陽は常に照らしているが，雲や排気ガス〈思考・感情・記憶〉が遮光して，光が届かない状態と似ている．すなわち，《自然治癒力》が働かないため病気が発生し，回復しない状態である．

医師などのメディカルスタッフに治して貰うという受動的な意識から，生活者一人ひとりが自ら雲や排気ガスを取り除き，自己治癒力が十全に働くように**セルフケア**を行う．さらに能動的な意識へと転換し，また，自然法則に即した生活習慣・養生（ようせい）・リズムを身に付けることにより，自然治癒力が十全に働くように，気づきの教育または生活指導を行うのもメディカルスタッフの大

---

*養生：ようせいと読む場合は，病気にならないようにすること（before care）を意味し，ようじょうと読む場合は，病気になった後にすること（after care）を意味する．

きな役割である．

　《図のいのち：からだ》のハタラキである〈自己治癒力：core〉，さらには《地のいのち》のハタラキである《自然治癒力：CORE》を抜きにして医学・医療は成立しない．それらを土台として，その上に〈care〉も〈cure〉も有効に働くのである．

　個人の問題としては，《いのち》に生かされて活きているという，生活者の自感と自覚の消失があり，医学・医療のシステムとしては，自然治癒力と自己治癒力の無視または軽視がある．類似しているこの根なし草的な構造に，現代における**根本問題**が存在している．

　メディカルスタッフのみならず生活者も「いのちの主人公・からだの責任者」の自感・自覚に基づく，セルフケアを自証（実践）することを，医学・医療の基本方針に据える．その結果として，医学・医療を必要としない，一人ひとりが光輝き歓喜と愛に満ちた社会を，共感し共振し共創してゆくことを，究極的な目標に置く．これが《いのち》に基づいた**医療：LBM** であり，《CORE》medicine & health である．

（渡邉勝之）

コラム4：ホメオスタシス・自己治癒力

ホメオスタシス（生体恒常性）（図17）：
　神経系から放出されるオピオイドペプタイド，免疫系から放出されるサイトカイン，さらに内分泌系から放出されるホルモンなどの情報伝達物質は各々の系だけではなく，相互に情報伝達をしている．これら3つの系をホメオスタシスの三角形という．これらの働きにより，生体恒常性が維持されている．伝統醫療における，"気・血・水（津液）"の関係と相似している．

自己治癒力（PNI：Psyco-Neuro-Immunology；精神神経免疫学）（図18）：
　ホメオスタシスの三角形に，思考・感情・記憶が影響を及ぼしている．また，近年，エピジェネティクスと呼ばれる新たな研究が進められ，心が DNA 機能の on と off に関与していることが明らかになりつつある（ジャンクDNA の関与が示唆されている）．

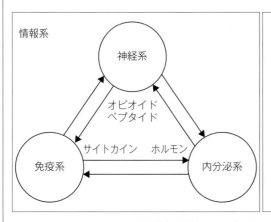

図17 ホメオスタシス（生体恒常性）の三角形　情報系を自然環境に合わせ，生体の恒常性を維持する．

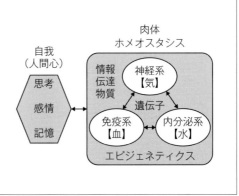

図18 自己治癒力 PNI（Psyco-Neuro-Immunology：精神神経免疫学）

コラム5：自然治癒力

自然治癒力（図19）：

本書では〈自己治癒力〉と《自然治癒力》を区別している．「病は気から」という諺は，心の持ち方で病気になったり健康になったりするという意味で使われることが多いが，本来は，病はまず気の変調から起こるということを意味している．

からだの細胞一つひとつにおける気のベクトルが自然本来のベクトルと一致した時にハタラク力が《自然治癒力》である．また，伝統醫療では陰気は上昇し，陽気は下降することにより，人体を循環していると説いているが，陰気も陽気も下から上へ（四肢から頭側へ）と上昇していると観ている．（小河としての気は人体を循環しているが，大河としての《瑛・印気》の流れを重視している）．

これまで，近代科学は個体から細胞，さらには分子レベルにまで，要素還元的に研究が行われてきた．しかし，人工知能や人工生命の分野においては，要素還元論とは逆に量子から分子となる時に，新たにそれまで認められなかった働き・機能が創発することに注目する**創発論的アプローチ**の研究が進められている．

無生物である機械は「多から一」の**還元論的アプローチ**が有効であったが，《図のいのち》である《からだ》は「一から多」の《地のいのち》のハタラキである《全一気》と質量が合わさることにより，量子が創発し，さらに分子・細胞・組織・器官・人体が創発し，全体が統合されていると捉えていることから，創発論的アプローチが有望であり，人工知能・人工生命の研究分野においても注目されている．

このように，哲学だけではなく，科学の分野でも「一から多」のアプローチが注目されている．また，物質の領域で有効であった，線形から非線形へ，単純系から複雑系へと，生命科学の分野では重心が移行しつつある．

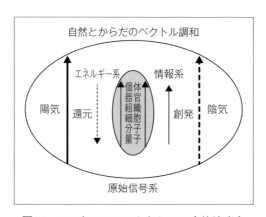

図19　いのちのハタラキとしての自然治癒力

第5章

新しいライフスタイルの確立に向けて

> **ポイント**
> 1. 世界観：世界の創造・維持・破壊
> 2. 生命観：生命の原理．①存在せしめる方向性（瑛），②進化の方向性（個性化）
> 3. 身体観：《からだ》の陽気（身・神）と陰気（体・精）
> 4. 死生観：①唯物論，②唯心論，③唯気論
> 5. 人間観：物質・生物・心身結合体・独立的存在・社会的存在・自覚的存在の6面性

1. ライフスタイルとは

　ライフスタイルとは，一般的には日常生活の様式と認識されているが，ここではもう少し広く捉え，世界観・生命観・身体観・死生観・人間観を統合した意味で使用する．アルフレッド・アドラーの個人心理学（individual psychology）では，個人をそれ以上分割できない**全体**として捉え，またライフスタイルを下記の3つに分類している．
　(1) 　自己概念：自分のことを自分がどうみているか．
　(2) 　世　界　像：他者を含む世界の現状についてどう思っているか．
　(3) 　自己理想：自分および世界についてどのような理想を抱いているか．
　上記の観点と，アドラーが提唱した**共同体感覚**[24]も考慮する．
　なお本書では，ライフ：Life を《図のいのち》である**生命・生活・人生**だけではなく，《地のいのち》である Life（**生命力**）・Love（**愛**）・Light（**光**）を実在として捉えている立場から，世界観・生命観・身体観・死生観・人間観について説明する．

2. 世　界　観

　真空場（絶対静）がゆらぎ，地と図の境界領域である《全一場（絶対動）》のゼロポイントから，《全一気》が創発すると捉えているが，これはビックバーンのように1回きりのものではなく，一瞬一瞬に《地》である《全一場》から〈図〉である宇宙に，気と質量の干渉により，対生成と対消滅を繰り返していると捉えている．

ではなぜ，人間は過去から現在，さらには未来へと直線的に連続しているように認識することができるのであろうか．一つには，知性の働きの一つである記憶によるものと思われる．もう一つは，本書で述べてきた《全一気の瑛》のハタラキにより，物質が一定の形に存続しているように認識できるのではないか．すなわち，《地のいのち：全一場》のハタラキが《全一気》であり，《全一気》と〈図の質量〉が融合することにより，素粒子・原子・電子などが創発（対生成）し，消滅（対消滅）しているという仮説である．

このことは，相対的な時間・空間以前の絶対的な《地のいのち》を重視して，日々の医療を実践している立場からは，納得することができる．

先に気を3種類に分類して説明したが，《全一気》の瑛（その状態を存続せしめる方向性）が"維持"のハタラキをしている．陰気（求心性）が"創造"のハタラキ，そして陽気（遠心性）が"破壊"のハタラキをしているとも言える[補参照]．これらを統合する力が《全一場》である．

3. 生命観

筆者は西田幾多郎が《Life》を重視し，晩年提唱した《絶対無の場所》[14]と澤瀉の《原始存在》[15]は，本書における《地のいのち》と通底していると捉えている．

有川貞清によると，「瑛とは潜象界でその形成された状態を存続させようとする方向性を持った存在である．瑛と環境が融合することによって現象界に生物が誕生する．潜象界の瑛が現象界では生命ある生物として現れる．（中略）瑛や生命は潜象界の存在である．」[18]という．生命の発生とは，澤瀉に同意して《全一気》のハタラキであるActivity（発動性）の誕生であり，生命の進化はActivity（発動性）の増大によっておこる．また，生命には2つの方向性すなわち，**存続の方向性〈瑛〉**と**進化の方向性〈個性化〉**が存在している．〈瑛〉は有川が提唱した生命論であり，自己保存・種族保存などの本能となって現象する．他方〈個性化〉は澤瀉が提唱した生命論であり，一人ひとりが個性を光輝かせることが使命である．これら2つを**"生命の原理"**とする（図4参照）．

次に，始原東洋医学における：生命観・死生観・健康観・病気観を箇条書きにまとめる．

(1) 生命とは，瑛（その存在を存続せしめようとする方向性）である．
(2) 死とは，瑛の消失であり，方向性が崩れてそれを回復しようとしない状態である．

コラム6：素粒子と素領域

"中間子理論"でノーベル賞を受賞した，湯川秀樹が晩年提唱し，保江邦夫が研究を発展させ発表している"素領域理論"[25]では，現在，主に研究されている"素粒子"は"素領域"の中だけに存在することができるとしている．

これを《身体》と《精神》に喩えると，"素粒子"は陰気の形態的統一をしている《体と精》，"素領域"は陽気の機能的統一をしている《身と神》であると言えよう．さらに《地のいのち：全一場》は，"量子（真空）場"に喩えると理解しやすい．

(3) 健康とは，身体の本来のベクトルが統一した状態である．
(4) 病気とは，統一の崩れたベクトル異常があり，それを本来のベクトルに沿うように変えようとする力（自然治癒力）が働いている状態である．

全身の細胞一つひとつを独楽に喩えて表現すると次のようになる．独楽の回転力（瑛）があり，すべての独楽の回転軸（ベクトル）が統一した状態が健康である．病気とは，局所の独楽（細胞）の回転力が弱くなり，回転軸が生理範囲を越えて，ふらつき（ベクトル異常）を起こしているだけではなく，独楽一つひとつに回転軸が本来の正常状態に戻ろうとする力（自然治癒力）が働いている状態を意味している．

単にベクトル異常だけでは，車などの機械の故障と同様に，痛みなどの症状や病気は発症しない．このことからも，様々な苦痛や症状は身体が治そうとしている自然治癒力が常に働いているからこそ起こる現象だと言える．

同様に，看護のパイオニアであるF・ナイチンゲールも，**病とは"回復過程"である**と『看護覚書』[11]に記述している．このことからも，病気の原因を明らかにしないままに，単に苦痛や症状を除去するだけの行為は，原因の火を消すことなく，火災報知器の警報音を止める行為と同じ対症療法であり，適切な医療行為と言えない．

4. 身体（からだ）観

図4に示したように《地のいのち》である《原始存在》は，**"分化の原理（分裂と統一）"** を基本として，環境と生物に統一性を保ちつつ，分化している．澤瀉の基本的な立場を継承しつつ，若干の変更を加えて筆者の身体観である**からだ**について説明する．

《地のいのち》において，"全一場：光＝愛＝力"の関係を先に説明してきた．この関係より，地における力的統一（生かす力）を《全一場・全一気》とし，図における**統一の原理（機能的統一）を陽気，分裂の原理（構造的統一）を陰気**とする．

《図のいのち》である《からだ》を〈陽気：身・神〉と〈陰気：体・精〉の2つに分けて説明する．各々には相反する下記の3つの特徴がある．

〈陽気：身・神〉には，①非延長的（非空間的），②統一性，③発動性の特徴がある．
〈陰気：体・精〉には，①延長的（空間的）・質量性，②分散性，③静止性の特徴がある．
また，身体から環境ではなく，**環境から身体，すなわち《地から図》を観る**という特徴がある．

身体観をまとめると，《地のいのち：全一場》のハタラキが《全一気》であり，それが図の相対として〈陽気〉と〈陰気〉とにハタラキが分かれて現象している．また，〈陽気〉は機能的統一のハタラキ，〈陰気〉は構造的統一のハタラキをしている．一般的には，非延長的（非空間的）な存在を精神，延長的（空間的）な存在を身体としているが，機能と構造が分けられないように，〈身と体〉および〈神と精〉も分けることができない．

本書では《全一場が統合し，全一気が地と図を通貫している気の世界》である，唯気論を提唱している．河野十全[19]の意識観を参考として，下記に簡略化して提示する．

陽気である"身・神"は，自力的な顕在意識（五官意識[19]）と潜在意識に区別することができる．五官意識とは，自身で認識できる自他を分離した個的な五感を用いた感覚であり，首から

上の頭部をハタラキの場とする．

　また，潜在意識は自身の記憶の倉庫を意味し，臍から上の上半身をハタラキの場とする．さらに無意識と空意識は，他力的・自他一如的な意識である．ここでいう無意識は宇宙的無意識を意味し（個的無意識・集合的無意識とは異なる），臍から下の下半身をハタラキの場としている．一方，空意識は，本書における印性に近い．《地のいのち》のハタラキを認識する能力であり，安藤昌益の"直耕"，西田幾多郎の"行為的直観"にも通底していると捉えている．

　大きな問題は，この印性・空意識・直耕・行為的直観と言った，人間なら誰もが有する能力であるが，使わないために眠ってしまっている能力を，われわれはいかにして再獲得し，"自力即他力"すなわち，《からだ・こころ・あたま》を統合した本来のいのちの姿である《全一体》を体現するかである．

　一人ひとりが《地のいのち》に気づき【自感・自覚・自証】する．さらには《図のいのち》の【共感・共振・共創】をいかに拡げてゆき，垂直軸としての全一観（地と図の統合意識）と水平軸としての全一体（図の統合感覚）を調和させることが，《いのち》に基づいた医療（LBM）の最重要課題となる（第6章）．

　もう一方の，陰気の《体・精》は，原始信号系（瑛）および現象界の情報系Ⅰ（脳・神経・免疫・内分泌系）と情報系Ⅱ（細胞・遺伝子），さらにはエネルギー系として体壁系（筋・骨格系）と内臓系に分類することができる（図13）．

　潜象界・瑛・経絡という概念は，科学的には捉えることができない．しかし，現在の科学において，《地のいのち》だけではなく，《図のいのち》である生命も心も物もほとんど解明できていない．科学で実証できないからと否定するのか，実証できていないが，これから科学的に解明してゆくのか．たとえ科学で実証・解明することはできていなくても，人間が有している"印性と感性"を再獲得して《いのち》のハタラキに気づき，実感することにより，本書で示す《いのち》に基づいた医療を実践し，生活者一人ひとりがセルフケアを実践することで《全一体》となるのか．まさしく今，分水嶺に立たされている．

　数理を用いて量的・統計的に根拠を明らかにし，それに基づくEBM（根拠に基づいた医療）を集積する必要性は言をまたない．さらに一人ひとり異なる意味や価値観などの，質や心を重視する，NBM（物語に基づいた医療）も必要である．欧米ではこのEBMとNBMが車の両輪として重要視されている．しかし，これら2つのアプローチには，肝腎な《地のいのち》にまで射程が延びていない．ここに，悟性的に捉えた〈物世界〉，知性的に捉えた〈心世界〉を包含する，印性と感性で捉えた，《いのち》に基づいた医療（LBM）が必要となる．

5．死 生 観

　人間は100％，例外なく死ぬ．しかし，臨死体験とは異なり，本当に死んだ人は，この世で死後を体験的に語ることはできない．このように死とは，自覚的存在である人間だけが有する，誰一人避けることができないが，誰も体験できず，確かなことが語れない，また知ることができない問題である．私が死んだら，いま，ここに生き，感じ，考えている，個性を有する存在はどうなるのであろうか．死後の世界や輪廻転生は存在するのか，それとも人間が作り出した，想像の

産物なのであろうか．

　ここでは，筆者自身の死生観ではなく，様々な生活者が意識的または無意識的に有している，死生観を簡潔にまとめて紹介する．少なくとも下記の3つの立場に大別ができる．

(1) **唯物論の立場**：身体の死と共に**自我は消滅する**．［遺伝子（DNA）は受け継がれる］
(2) **唯心論の立場**：身体は消滅しても**霊魂は存続する**．
(3) **唯気論の立場**：《**地のいのち**》は生まれも死にもしない．《**図のいのち**》は誕生し，老い，病み，死ぬ．

　(1)と(2)は，自と他を分離する，対象的（主観・客観）かつ二元的な図の立場である．(3)は，自と他を分離しない，全一的または非二元的な地の立場である．

　地と図に喩えるならば，自他を分離し，対象的に捉えることができる図は，生成消滅（変化）する（波・氷・海・雲：水の相転移）ことから相対と言える．他方，**水本態（H_2O）**は変化しないことから，本書でいう太極に相当する（図15）．対象的には捉えることができない地は変化しないことから無極と表現している．《いのち》には，地（無極）と図（太極）の2つの側面が存在し，図は地の現象である．

　(1)〜(3)のどれが正しくて，どれが間違っているかではなく，一人ひとりが安心して納得できる死生観を確立することが大切であり，医療人は自身の死生観を押し売りするのではなく，異なる生活者一人ひとりの死生観の確立を援助することも大きな役割である．

　メディカルスタッフにとって，自身の死生観を確立することは必要不可欠である．また，患者および生活者一人ひとりの死生観に寄り添うことができる幅広い人間性と，深い共感的態度が必要となる．《いのち》の問題は，主観と客観を分け対象的に捉える「**対象の論理**」である自然科学の適応範囲外である．ゆえに，西田が提案した絶対的客観主義に立脚する「**場所の論理**」，さらには西洋哲学と東洋哲学，対象の論理と場所の論理の統合を志向する《**全一学**》が必要となる．

　《**地のいのち**》の【**自感・自覚・自証**】，さらには《**図のいのち**》の表現である生活者が【**共感・共振・共創**】することにより，《**地のいのち：他力；無極**》と《**図のいのち：自力；太極（陰陽）**》

コラム7：先駆者の言葉―1

○ニサルガダッタ・マハラジ[26]
　自分の内側を見て，私は無だと気づくとき，それは叡智である．自分の外側を見て，私はすべてであると気づくとき，それは愛である．
　このふたつの間に，私の人生は流れる．"私は在る（I AM THAT）"．"I AM THAT i am"

○植原紘治[27]
　人は心も体も魂もゆるんだときに，「わたし」の背後に控える，「存在」の力が出てくるんです．「余分な力を入れる」ということが生きることであり，「余分な力を解き放つ」のがゆるむことであり，死ぬこと．
　いかなることが起ころうとも大丈夫．死んでも大丈夫という確信．到達できたからえらいのではなく，到達しようと進んでいく，その過程がすでに美しいのです．自分がなそうと思ったこと，それをちゃんと続ける．その修行が完成するかどうかは問題じゃない．ずっと続けていくかどうかが問題．続けて怠らないでやっていくことが偉いんです．
　「本気で生きろ！」「続けよ，怠るな」

とを，重層的な二元的一元論と捉えた，いのちに基づいた医療（LBM）の理論の構築，さらには医療実践（《CORE》medicine & health）が希求されている．

6. 人間観

"人間とは何か"，"私とは何か（誰か）"は，思春期の頃からの命題であった．果たして，私（自我）という実体は存在するのであろうか．一般に，人間とは「身体・感覚・感情・知能」または「思考・感情・感覚・行為」の統合体ないしは集合体であるとされている．これは学校に校舎があり教える先生と学ぶ学生が居り，学習する場の統合体が学校と呼称されることに似ている．

このような問題に対し，仏教の経典で日本において馴染の深い『般若心経(はんにゃしんぎょう)』は，「…無色無受想行識　無眼耳鼻舌身意　無色声香味触法　無眼界乃至無意識界…」と，すべては"無"であると記述している．

澤瀉は〈心〉とは，感情，感覚，知覚，知性，意志などとして現象するとして，各々を下記のように説明している．[15]

a）感情：外界の状態によって生ずる身体の内的状態（気分・気感）
b）感覚：感覚器官を通じて外界をとらえる意識状態（自我の受動性）
c）知覚：感覚と知性の結合したもの
d）知性：外界を能動的に把握するもの（思考：自我の能動性・精神的能動性）
e）意志：外界に対して，身体的に働きかけるもの（人間は能動的自我をもつ）

さらに澤瀉は，これまでの人間観である機械論と生気論を考察し，「生物機械論」では，機械の全体性は，製作する技師が外から機械に与えるものである．他方，生気論では，生物は全体性を内に持っている．生気論のほうが生物を正しくとらえている．しかし，生気論は①生物を全体性だけでとらえていること，②外界を考えずに生物を問題としていること，これら2つの欠点を有していると指摘している．

生物は孤立した存在ではなく，環境の中に存在していることは明らかであり，生物は外界との関係においてのみ生存できる．それも，物理的な作用―反作用ではなく，生理的な**能動―受動の関係**であることを指摘したうえで，人間観として少なくとも下記の6面性に留意して，診断治療を行う必要があると述べている．

①人間の身体は物質からなる　②人間は生物である　③人間は心身結合体である
④人間は独立的存在である　⑤人間は社会的存在である　⑥人間は自覚的存在である

1）人間の身体は物質からなる

身体は物質からできていることは周知の事実であろう．驚くべきことに植物も動物も人間も同じDNAからできていることが解明され，さらに人間とサルは約96％同じDNAの配列であることも判明している．またそのような分子レベルの研究だけではなく，量子レベルの研究も進められており，無生物である無機質と生物である有機質とも同じ素粒子でできており，フェルミオン（電子・陽子・中性子）とボソン（光子・中間子）の2種類が存在している．山田廣成の『量子

力学が明らかにする存在,意志,生命の意味』[28]において,「電子には意志がある」という仮説を立て,意志を「個体を統合する力を有する実体」「他者から己を識別する力を有する実体」「他者と対話し干渉する実体」「干渉により意志の変更が起こる」「発現する意志は確率統計現象に従う」と定義するならば,物理学の公理に組み込むことができることを提唱している.そして,非生命と生命の境界が分離しがたい状況が生み出されている今日,物理学の境界を見直し,人間や生命とは何かについて物理学的思考で答えようとしている.筆者も,先に述べた《いのち:全一場》のハタラキが《全一気》であり,《全一気》が〈図の質量〉と結合することによって素粒子になると捉えている.

またこの理論で興味深いのは,量子は"粒子性と波動性"の二面性を有しているとされているが,波動は現象であり,干渉するがゆえに波動現象が現れるとしている."**干渉**"することが**量子の本質**である.

また,"素領域理論"では素粒子はその素領域の中だけに存在できるとしており,"素領域"と"素粒子"は《陽気と陰気》の構造と機能の関係と相似しているように思われる.この領域では,自然界の法則に従い,作用・反作用の関係が主となる.**因果律**が主に働く領域である.

2) 人間は生物である

生物とは,生命のある有機体であり能動者である.陽気の(機能的統一)面である**身**と陰気の(構造的統一)面である**体**のバランスにより,鉱物・植物・動物などそれぞれで能動性(Activityの活性化)の相違がでる.鉱物は陰気が有意となり,動物では陽気が有意と思われるが,常に陰気と陽気の両面が一如として働いている.また,この生物の相には全体性の原理がある.機械論である多が一になるのではなく,生気論である一が多になる.一方,生物は環境から離れて存在することはできない.したがって生物と環境との間に成立する関係は非決定論,すなわち能動—受動の関係が主となる.

ベルグソンは,生命とは自然の決定性に非決定性を入れようとするものである.より多くの非決定性(自由)を入れるものを,より高等動物というべきであると述べている.**因果律**と**自由律**の両方が主に働く領域である.

3) 人間は心身結合体である

心身結合体については,東洋哲学・医学で使用している《身心》と西洋哲学・医学で使用している〈心身〉は,これまで見てきたように意味が異なる.同じ心と身でも,東洋哲学では気が身心を仲介した《身心一如》であり,他方,気の概念がない西洋哲学では〈心身二元論〉として,唯心論と唯物論が二大思想潮流となっている.

筆者は,《地のいのち:全一場》のハタラキである《全一気》が地と図を通貫・統合しており,一般論的に説明すると《図のいのち》の時間的側面として精神を,空間的側面として身体を表現していると捉えている.身心一如とは《地のいのち》が現象的に《図のいのち:身体=精神》として現れていることを意味している.

井筒俊彦の「存在即意識のゼロポイント」[16]も道元の「身心脱落,脱落身心」[29]も,《図のいのち:i=私;core》から《地のいのち:I=いのち;CORE》の立場,および観点に移行した現象を表現していると理解している.

他方，デカルトの「我思う，故に我あり」の言葉に象徴されているように，西洋哲学では自我の観点から主観的に知性で捉えた思考の世界（意味・価値・解釈の世界）を〈心〉，また客観的に悟性で捉えた物の世界を〈身〉と表現している．

すなわち，「我思う，故に我あり」の反語として，「考えなければ自我意識から解放される」のであり，「私は私なくして私である」という無我の立場に立てば《身心一如》となる．他方，自我の分節の立場では，〈心〉と〈身〉を分節する〈心身二元論〉となる．身と心，すなわち陽気（身＝神）・陰気（体＝精）の二元的一元論，さらには環境と生物の重層的二元的一元論となる．

〈心〉は，東洋では先天的な《こころ＝自他一如：精神》を，西洋では後天的な〈人間心＝自他二元：思考〉を意味する．一方，〈身〉は，東洋では全一体である《からだ：身体》を，西洋は多元的な〈物質・エネルギー〉を意味しており，同じ心と身の言葉を使用しているが，意味が異なる．

4）人間は独立的存在である

独立的存在であることについて，澤瀉は「主体性・自由をもつこと．自由とは自分が自分であること．自分が自分を決定する．精神（本書では自我）とは考えるもの．考えるとは考え出すこと．自分の持っていないものを自分の中から引き出す，創造するものである」と述べている．

人間は人格を有する存在者である．本書では先天的で他力的な《身体＝精神》を"人格"とし，後天的で自力的な〈人間心〉を"性格"と区別している．一人として同じ人間はいない．しかし皆同じひとつの《地のいのち》の表現であるという，全一性（類）である《地のいのち》と特殊性（種）である《身体＝精神＝人格》と，個人性（個）である〈人間心＝性格〉の少なくとも3層を考慮する必要がある．**自由律**が主に働く領域である．

5）人間は社会的存在である

人間を他の生物から区別して，人間を人間として成立させているものは，人と人との間(あいだ)にあるものである．人間は一人では生きられない，社会的存在である．しかし，なぜ，これだけ発達した知性を有する人間が環境を破壊し，戦争をするのであろう．この疑問に，先天的かつ他力的な《無我の精神》と後天的かつ自力的な〈自我の心〉を区別することにより，納得することができた．

動物は《身体＝精神：からだ》が主として働いているため，他力的に生かされている側面が強い．一方，人間は〈心：こころ，思考：あたま〉が主として働いているため，自力的に活きている側面が強い．特にルネッサンス以降，自他を分離する〈自我意識＝人間心〉に基づく人間中心主義となり，人間の思う通りに自然や生命を操作・コントロールできると錯覚し，現在に至ってしまった．

また，〈人間心〉に基づいて常識（コモンセンス）や民族意識，さらには国意識などの自我を中心とした〈社会心〉が創発され，宗教を始め民族，人種差別など，対立が現在も止むことなく続いている．

動物のように他力中心の《からだ》に逆戻りすることができるであろうか．現在のように人間が発達させた知性・悟性《あたま》は必要ないのであろうか．決してそうではない．他力である生かされている《からだ》と，自力である活きている〈心〉がアンバランス（不調和）となり，また《印性・感性》を忘れ，〈頭：知性・悟性〉のみが人間の能力であると錯覚しているところに，現在の問題が潜んでいる．

60兆個の細胞と，100兆個とも言われる腸内細菌から構成されている《からだ》はすでに何でもわかっており，《地のいのち》の特性である，叡智を有しているのである．他方，400億個と言われている脳細胞だけですべてを認識し，すべてを処理するのは不可能であろう．《地のいのち》と直結した自他無分節の《からだ》を土台として，《地のいのち》から分離し独走している〈心と頭〉を統合し，《全一体：からだ・こころ・あたま》となることが，環境破壊，戦争，様々な差別・対立を中断し，病気・疾病の治療を中心とした医学・医療を必要としない世界を共創してゆく道である．

アドラーの個人心理学では，すべての人間が対等であるとする，横の人間関係を重視する．**自己受容・他者貢献・他者信頼**の3つを円環構造とし，教育の目的は**共同体感覚**（すべての人が他者を仲間と見なして互いに協力しあう世界）を育成することであるとした．

本書では，縦の関係である《地のいのち》と横の関係である《図のいのち》とが十全に調和することにより，〈人間心〉を《こころ》に〈社会心〉を《全一体感覚・共同体感覚》に，さらには《宇宙と人間》のベクトルを統合することにより，共感・共振して，より良い世界を共創してゆくことが立命となる．人間として，天命・使命を自覚・自証する．このような，目的（天命・使命）を志向し，「使命を全うして（自力・緊張），天命に随う（他力・弛緩）」と言った，**目的律**が主に働く領域である．

6）人間は自覚的存在である

死を意識し，死後について自覚する存在は人間だけだと言われている．生物は100％死ぬ．当然，人間も死ぬ．死の問題を無視して人間を十全に語ることはできない．人間は死を自覚することによってはじめて自分の存在を生々しく自覚する．死生観も，一人称としての死生観と二人称または三人称としての死生観は異なる．まずは，自分自身の一人称としての死生観が必要と考えていたが，自身で安心し，納得できる死生観の確立はできなかった．

以下に，自覚的存在における根本問題である，①なぜ，生まれてきたのか（生とは何か），②何のために，生きているのか（人生とは何か），③なぜ，死ぬのか．死後，どうなるのか（死とは何か），について思索を巡らしていく．

日本の教育哲学者である森信三は，「人生二度なし」を基本命題として「全一学」[12]を提唱し，「根本的無智は自己の有限性に対する無自覚である」と述べている．また，元東京大学医学部教授である矢作直樹は，『人は死なない』[34]を執筆し，日本の伝統的な死生観を提示することにより，現代医学・医療に一石を投じた．

いずれも〈頭〉では一定の理解をすることはできるが，《からだ》では今一つ，納得することができず，暗中模索の状態が続いていた．

しかし，古代インド哲学のアドヴァイタ（不二一元論）や近年，西欧で流行しているノンデュアリティ（非二元）に触れた．これらは老荘思想や禅の思想，安藤昌益の「二別一真」[13]をはじめ，西田幾多郎の「絶対矛盾的自己同一」[14]や鈴木大拙の「般若即非の論理」[35]，澤瀉久敬の「重層的逆転の二元的一元論」[15]，鈴木亨の「存在者逆接空・空包摂存在者」[17]などとほとんど同じことを現代人にもわかりやすく紹介していると同時に，坐禅・寝禅や瞑想，呼吸法，ジョギングやトランポリンなどを実践することが相まって，漸く，〈頭〉だけではなく，《からだ》による体感が伴ってきた．まさしく《気》の体得と同じように，「考えるな，感じよ」であった．

「すべてが一つのエネルギーの現れ」[36]，「いのちは生まれも死にもしない」[37]，「いのちが私を

表現している」などの言葉にも実感が湧いてきた．また，老子の「無用の用」・「無為自然」[38]などの言葉が，《からだ》に馴染んできたように感じる．

自覚の問題は，東洋医学の基本概念である"随機制宜(ずいきせいぎ)"や茶道などの道(みち)が象徴しているように"一期一会(いちごいちえ)"が古くから伝えられてきた．"一人宗教・一人哲学・一人科学・一人芸術"を生活者一人ひとりが創発することにより，「普遍性⇔個人性⇔全一性」を統合してゆく姿が，理想的ではないかと考えている．

メディカルスタッフは，人間の持つ6面性に全一体感覚（共同体感覚）で傾聴し，受容できるだけの人間性の幅と深さが必要となる．見性(けんしょう)体験を土台として展開された西田哲学において，何が述べられているのか，頭で理解しようと何度も挑戦したが，跳ね返され続けてきた．《いのち》の問題も《気》と同じく，頭の理解だけでは無理であり，《からだ》を通して，人生において自証し，体得する必要があったのである．まさしく，《いのち》の体認自証が必要であった．これにより，先に述べた3つの死生観のすべてに対応できるようになったと思われる．

澤瀉は，「人間は死ぬもの．死の問題を無視して人間を十全に語ることはできない．人間は死を自覚することによってはじめて自分の存在を生々しく自覚する．医学はただ生の学ではなく，医学は死の学でもある」といい，さらに，ソクラテスは「哲学するとは自己を知ることである」，プラトンは「哲学は死の練習である」，ヒポクラテスは「医師にして哲学者である者は神に等しい」という言葉を紹介している[15]．

また，澤瀉は「自然科学と社会科学は人間を知らせるのに十分な学問ではない．人間の学問は哲学まで進まなければなりません．あるいはさらに宗教まで進むべきでありましょう．それによってはじめて人間は十全に明らかになるのです．医療は人間を対象とするものである限り，診察においても，診断においても，治療においても，人間の六つの面の全部を考慮に入れなければならない」と述べている．本書はこの立場を継承し，発展させることを志向している．

（渡邉勝之）

コラム8：先駆者の言葉—2

量子力学の創立者のひとりである，マックス・プランクは「私はどこから来て，どこへ行くのか．これは由々しい問題である．万人にとってそうなのだ．しかし，科学はその答えを知らない[30]」．

人間は考える葦であるという有名な言葉を残した，哲学者であるパスカルは『パンセ』[31]において「私はやがて死ななければならないということ，これが私の知っているすべてである．しかし，どうしても避けることができないこの死を，私は何よりも知らないでいる．私は，私がどこから来たかを知らないと同様，私はどこへ行くかを知らない」．

このように西洋の科学・哲学では，生死に関する事項は解明できないと述べている．

一方，東洋では孔子が『論語』[32]（先進篇）において，「未だ生を知らず，焉(いずく)んぞ死を知らん」と述べている．釈迦はそのような質問には答えなかったとして「無記(むき)」と記載されている．しかし，対機説法(たいきせっぽう)（その人に応じた説明をする）を行った時に「この世は川の流れのようだ」，「瞑想によって経験しないことは，死によっても経験しない」[33]と述べたと伝えられている．

第6章

いのち学：全一学・全一観・全一体

> **ポイント**
> 1. 全一学とは，《いのち》の立場に立脚した，世界観と人生観の根本的統一の学
> 2. 全一学とは，《いのち》の体認自証の学
> 3. いのち学：全一学・全一観・全一体とは

1. 全一学とは

　全一学とは，教育哲学者である森信三が提唱した《いのち》の体認自証の学である．東西いずれの面へも傾かない立場に立つ世界観と，人生観との統一を希求する学であり，論理と実践，東洋と西洋を統合する学を意味する．

　西田幾多郎の哲学に憧れていたが，西洋哲学では，ソクラテス[39]の「汝自身を知れ」「無知の知」を始めとして，キルケゴール[40]の「主体的真理」，ライプニッツ[41]の「モナド論」などに興味を持った．また，西田哲学は非常に難解でなかなか歯が立たず，理解したい一心で京都学派と呼ばれている，田辺元・西谷啓治・上田閑照などの本も読み耽った．その中で自身の知性と感性に響き，いのちに共振した哲学者の筆頭は医学哲学のパイオニア澤瀉久敬であり，その『医学概論』[15]であった．次に教育哲学者であり立腰道の普及など，いのちの体認自証を根本においた，森信三の『全一学』[12]であった．さらには，森信三が西田哲学の正統な継承者であると明言した，鈴木亨の『響存哲学』[17]であった．

　澤瀉久敬は「哲学するとは，自分自身の頭で考えることであり，生命の自覚である」，さらに「哲学は反省が深まるほど個性的となる」と述べている．

　森信三は，「西洋哲学は，いのちの内容としての知・情・意の三作用のうち，とかく論理を主とする知の立場に立つと言えるが，これに対して全一学は端的にいのちそのものの自証の立場に立つ」．また「全一学にあっては，書籍よりも現実を重視する．いわゆる論理ではなく，いのちの自証でなければならない」．さらに「東西文化の融合という究極目標に対して，一つの縮図を提供すること，ある意味ではそのための架橋こそ，われらの民族に課せられた，おそらくは唯一にして，かつ最大の使命と言うべきであろう」と述べている．

　鈴木亨は，「無限と有限，絶対と相対，永遠と時間は，不実，不一，不異，不逆」の関係であると説き，「存在者逆接空，空包摂存在者」を根本においた哲学を構築している．[17] 西田哲学の

「絶対無の場所・絶対矛盾的自己同一・逆対応」などの本質を的確に表現しており，西田哲学の理解，さらには自身のライフスタイルの確立に際し，大いに役立った．

《全一学》は，医学の必要条件としての科学だけではなく，東西の宗教・哲学・芸術をも統合した，いのちの体認自証の学を意味していることから，医学の必要十分条件となる．医学・医療の**原理**を《いのちのハタラキとしての自然治癒力》とし，その体認自証の学を**原論**とした．

2. スピリチュアリティとノンデュアリティ

日本における伝統的な死生観を考える時，(古) 神道で言われる"惟神の道(かむながらのみち)"や"八百万(やおよろず)の神"，仏教における"色即是空(しきそくぜくう)・空即是色(くうそくぜしき)"など，スピリチュアリティ（spirituality：霊性）とノンデュアリティ（non-duality：非二元）が混在しているように思われる．

スピリチュアリティ[42]では，人間が死んだら肉体は消滅するが，霊魂はあの世に行き，またこの世に産まれてくる．この世は，学校や牢獄などにも喩えられ，この世での学びや修行を通して，人格・霊格を向上させる．いわゆる輪廻転生が一般的に信じられている．

一方，ノンデュアリティでは，分離の感覚を伴う相対的なサイクル（輪廻転生）から抜け出し（解放し），"常に愛に満たされている"，"分離のないすべてである"，"無償の愛"[36,37]とも表現されている．現在の一般的な常識では《図のいのち》である《色(しき)》のみの（仮観(けかん)）であるが，《地(ちゅう)のいのち》を《空(くう)》として捉え，空に重心を置く立場（空観(くうかん)）と《地と図》の両方を重視する立場（中観(ちゅうかん)）に大別できるように思う．

現在の常識，コモンセンスは自我の立場から色（図）がすべてであると考えられている．しかし，これまで見てきたように本書では，無我の立場の空観と自我の立場の仮観の両方を同時に観る中観，すなわち《全一観》の立場にたつ．この観方を簡潔に表現すると「地のいのち（空・不生不滅）の現象が，図のいのち（色・諸行無常）である」となる．

これまで述べてきたように《地のいのち》に立脚（グラウンディング）して，《全一気》が通貫（センタリング）することにより，《図のいのち》が現象すると観る立場である．

また小波を，分離した〈自我・霊魂〉，大海を無分節の《地のいのち》に喩えたり，映画のスクリーンが《地のいのち》であり，スクリーンに映し出された映像が《図のいのち》であるとも言われている．さらに，真空場を《地のいのち》，素領域を《陽気：機能的統一》，素粒子を《陰気：構造的統一》に喩えるとわかりやすいかもしれない．

《地のいのち：真空場・全一場》の相対的な現象が，精神や〈素領域〉であり，身体や〈素粒子〉であると言える．このような関係から，唯物論的に死んだら無となると考えるか，唯心論的に死んでも霊魂は存続すると考えるかは，生まれも死にもしない《地のいのち》の表現の一側面であり，どれも有り得る「死生観」であると捉えることができる．

生活者一人ひとりが，自分自身の「死生観」を確立することにより立命し，歓喜に満ちた人生を光輝かせ，天命・使命を全うする．また，安心・納得して，死んでゆけるかが課題となる．死生観を体現する生活者こそ，《真人(しんじん)》と呼ぶに相応しいであろう．

生活者一人ひとりが《いのち》の【自感・自覚・自証】を全うすることにより，《からだ・こころ・あたま》が《全一場と全一気》により統合され，《全一体》となる．それを基に，究極的には

「一人宗教・一人哲学・一人科学・一人芸術」を統合した《全一学》を樹立することが立命となり，天命・使命を全うすることに繋がると考えている．

3. 全一図と全一観

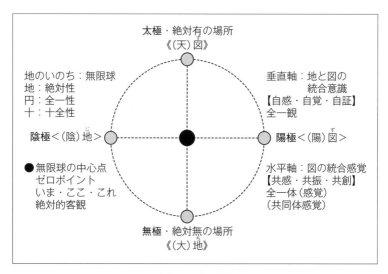

図20　全一図
図は二次元の平面として表現しているが，三次元の球，さらにはどこもが中心となりうる周縁のない無限球である．

図20に全一図を示す．

《全一観》とは，すべては一なる《地のいのち：全一場》のハタラキである《全一気》により統合された現象であるという観点を意味する．すなわち，《地のいのち》と《図のいのち》を一如として，さらに《地のいのち》の立場から，自分自身をも客観的に観る（自分自身を除くと全一ではなくなる．これを絶対的客観という．世阿弥が示した離見の見とも相似している）．

《地のいのち：無極・絶対無の場所・(大)地》のハタラキである《全一気》が質量を担うことにより，垂直軸の《図のいのち：量子・分子・細胞・組織・臓器・人体・社会・自然・宇宙》が創発し，最終的には太極（絶対有の場所・(天)図）に到達する．その結果，《(大)地と地図と(天)図》が垂直的に統合される．この事象を，無極而太極，絶対無即絶対有と捉えている．

一方，それにともない周縁の自我から，無限球の中心点であるゼロポイントの無我の立場（主語が私[i：core]から，いのち[I：CORE]）へと転換する．その結果，自他一如（全一体感覚）となり，水平軸としての図の両極（二元）であるところの，陰極と陽極が統合され一如となる．

この垂直軸と水平軸が統合され，調和した本来の状態を十全性と呼称する．対の無い，無限球の絶対性（地）が，多（図）に分かれてハタラキ（気），いのちのハタラキの全一性（大円）と十全性（縦軸と横軸）が再統合される（この事象は**一即多即全**となる）ことにより，無限球の絶対性に還る．この**往相・還相**の動的な螺旋運動こそが《いのち》の姿であるといえる．

（渡邉勝之）

第7章

《CORE》medicine & health の理論と実践

> **ポイント**
> 1. 《CORE》medicine & health は，EBM と NBM を二元的一元として捉える LBM とセルフケアを統合する医療システムであり，実践論である
> 2. 生活者の自助・共助，健康生成論，疾病生成論の3つを理論の支柱とする
> 3. 《CORE》を土台とし，core・care・cure を包含する理論と実践である

1. 《CORE》medicine & health の全体像

　現在，西洋哲学の心身二元論に基づく，物質の世界に有効な EBM（根拠に基づいた医療）と，思考の世界に有効な NBM（物語に基づいた医療）の研究および実践がなされている．本書において《CORE》をいのちのハタラキである**自然治癒力**に置き，いのちに基づいた医療（LBM）を提唱する理由は，〈物〉も〈心〉も《地のいのち》の現象的表現であり，実在は《地のいのち》であると認識する立場に立つからである．

　澤瀉久敬は，『医学概論とは』[43]において，医学概論の3つの必要性および課題として下記を挙げている．
（1）正しい医学・よりよい医学となるために，医学というものを根本的に考える．
（2）人的ならびに設備的に確固とした経済的基礎をもつ組織（講座・扇の要となる），医学原論講座・医学原論研究室を創る．
（3）国民全体のために必要．病人と健康人の全部を含めて，国民全体を幸にも不幸にもする．

　さらに【課題】として，
「医学は単に理論なのか，そうではなく医学の存在理由は医療にあり，理論はそのための土台にすぎない．医学は医療の実践をまってはじめて真に医学と言える．つまり，医学は医術でなければならない．さらに単に技術としての医術ではなく，道徳的実践としての医道でなければならない」．「生きるために」医師になるのではなく，「立派に生きるために」医師になる．「医学と医術と医道は渾然として一つであり，医道を欠いた医学や医師は正しくは医学とも医師とも言えない．医学をする人が自己反省をする．それを行う人によってそれぞれ違った，**個性的なものとなる**」さらに，「**哲学というものは本性上個性的なもの．哲学は反省が深まるほど個性的となるもの**でありします」と述べている．

```
1. 随機制宜
2. 身心一如
3. 生死一如
```

図 21　東洋医学の真髄（いのち）

まさに，一人ひとりがいのちを"自感・自覚・自証"することにより，一人宗教・一人哲学・一人科学・一人芸術の《全一学》を確立し，実践することが《生活者》になることである．

また澤瀉の医学哲学への業績として，医学の本質を追求して，医学のあるべき姿を浮び上がらせたところに，その存在意義があり，下記の3つが必要であることを説いている．

(1) 医学は単に自然科学なのではなく，**社会科学**でもある．
(2) 医学は病気に関する学問であるだけではなく，**健康に関する学**であり，術である．
(3) 西洋医学だけが医学なのではなく，**東洋医学**もまた医学である．

さらに，「医学概論こそ最も具体的に国民全体の生活に直結するものである．医学概論という学問と私の『医学概論』を混同してはならない．立派な医学概論を作っていただくための一つの捨て石として構想したにとどまる．医学の哲学は一つではない．医学概論は医学や医師のため以上に国民の医療的福祉のための学問であることを絶対に忘れてはならない」と警鐘を鳴らしており，澤瀉の遺志を継ぎ，さらに継承・発展させることを意図しているわれわれにとって，肝に銘じるべき言葉である．

1) 東洋医学の真髄

筆者がこれまで東洋医学のなかでも，鍼灸医学を専門として医療実践してきたうえで，東洋医学の真髄は何かと自問自答した時，下記の3つに集約することができる（**図 21**）．

(1) 随機制宜（ずいきせいぎ）：《地のいのち》の現象である《図のいのち》に対して人間・時間・空間に応じて適切な対応を行う．［テーラーメイドの医療］
(2) 身心一如（しんしんいちにょ）：いのちに基づき，《全一場と全一気》で統合された《からだ・こころ・あたま》の状態を身心一如と捉え，《地のいのちと図のいのち》を二別一真と捉える．［二元的一元論］
(3) 生死一如（しょうじいちにょ）：相対である《図のいのち》の誕生も死亡も，絶対である《地のいのち》の現象と捉える．

2) 《CORE》medicine & health の三本柱

東洋医学はまさしく《いのち》を根底に据えた医学であり，医療なのである．上記の立場から，《CORE》medicine & health とは，下記の3つを柱とする．

(1) 生活者の自助・共助：《地のいのち》と《図のいのち》である個々の天命と使命を全うすることを共創する．
(2) 健康生成論（salutogenesis）：健康の維持・増進，セルフケア・養生法を指導する．
(3) 疾病生成論（pathogenesis）：病気の予防・病気の治療を援助する．

3)《CORE》medicine & health の全体像

　伝統醫療においては本来一つのものであった「未病（予防）・治療（診療）・養生（福祉）」を統合する．生活者一人ひとりのセルフケア（自助）・養生（ようせい・ようじょう）を土台とした理論でもあり，現在，逆転してしまっている医学・医療システムを，本来あるべき姿に戻す．**図22**に《CORE》medicine & health の全体像を示す．現状では，これまでの疾病生成論を基本とする専門家（specialist）が行う，リハビリテーション（三次予防）・先端医療（三次医療）・専門医療（二次医療）：〈cure〉において，医療費の大半を使用している．

　世界に先例がない超高齢社会に突入した日本において，今後，どのように介護福祉・社会福祉制度を構築し，世界でもトップレベルの平均寿命を維持してゆくのか．さらに，プライマリケア（一次医療）・二次予防を実践する，家庭医や総合診療医など（generalist）をどのように育成し，医療モデルの〈cure〉と，これから中心となる社会モデルである地域包括ケア〈care〉をどのように統合してゆくのかが，大きな課題とされている．

　いのちに基づいた医療（LBM）は，それの土台となる PHC（0次医療・一次予防）ならびに健康生成論（salutogenesis）と自然治癒力《CORE》・自己治癒力〈core〉を主軸とし，昔から伝統醫療が担っていた領域について，現代に通用する形に「教・学・術・道」を再編する．**健康寿命**を伸ばし，超高齢社会において，認知症を予防し寝たきりなどにならないようにする．そのためには，次の自助と共助が土台となる．

　セルフケアにおいては，《地のいのち》に他力的に生かされていることに気づき，自と他ならびに主観と客観を分離した自我の働きである，思考と感情（上半身のはたらき）を，下半身のハタラキである《からだ》と調和させることにより，《全一体：からだ・こころ・あたま》にする必要がある．そのためには，垂直軸としての《地のいのち》を【自感・自覚・自証】する．それを基盤として《図のいのち：からだ・こころ・あたま》を体現し，全一体感覚を土台とした水平軸の【共感・共振・共創】を拡げてゆくことにより，《生活者》を一人でも多く育成（気づきの教育），または援助することが大きな役割となる．

　認知症は，後天的な〈人間心（自我・思考）〉と《いのち・からだ》の不調和が原因であると捉えている．いかに重層構造である《からだ・こころ・あたま》を統合し，さらには人間と社会と自然

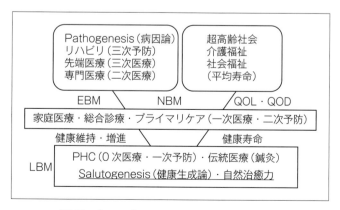

図22　《CORE》medicine & health の全体像

を調和させ統合してゆくかが課題となるであろう．

〈cure〉の領域では，EBM と DOS が中心となる．また，〈care〉の領域では，NBM と POS が中心となる．さらに，〈core〉と《CORE》の領域では，《いのち》に基づいた医療（LBM）の実践が中心となる（図1～3参照）．

2. いのちに基づいた医療（LBM）の理論

1）いのちに基づいた医療（LBM）の基本方針

「いのちの主人公・からだの責任者」の自感・自覚に基づき，セルフケアにより自証する《生活者》を育成し，援助を行う．その結果，《いのち》の本来の姿である，一人ひとりが光輝き，歓喜と愛に満ちた世界を共創してゆく．

2）いのちに基づいた医療（LBM）の役割

（1）その人の生命力を保持させること：健康維持（予防・養生）
（2）その人の生命力を強めること：健康増進
（3）その人の生命力を妨げているものを除くこと：治療
（4）その人の天命・使命を助けること：援助・気づきの教育（産婆術）

3）いのちに基づいた医療（LBM）の目的

（1）ライフスタイルを調える：飲食・睡眠・二便・呼吸を正し，身体の癖を改善する
（2）気滞・気交を解消する：始原東洋医学による診断と治療
（3）身体の歪みを正す：腕振り体操（左右・前後），真向法，操体法などによるセルフケア
（4）身体に気を通す：からだに気を通貫させ，《全一体》となる
（5）思考と感情を解放し，自我と無我・自力と他力の統合：呼吸法（腹式・全身），瞑想，坐禅・寝禅・立禅など

4）病　　因

（1）素因（体質・遺伝）
（2）内因（思考，感情：怒・喜・思・憂・悲・恐・驚）→**人間病**［顕在意識・潜在意識・個的無意識］
（3）外因（外部環境：風・寒・暑・湿・燥・火）→**物質病**［栄養素・有害物・歯根部の感染・環境因子・腸内細菌・感染 等］
（4）不内外因（体内環境：気滞・血瘀・痰飲・食滞）→**生物病**［原始信号系・情報系・エネルギー系］
（5）無知・三毒（貪・瞋・痴）→**独立病**［人間関係・家族関係・絶望］
　　　　　　　　　　　　　　　　社会病［経済的問題・社会的問題］
　　　　　　　　　　　　　　　　自覚病［立命・天命・使命・死生観の問題］

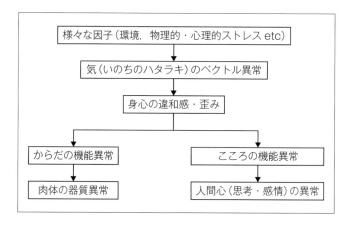

図 23　気のベクトル異常・身心の違和感・機能異常・器質異常

5）健康体から気のベクトル異常・身心の違和感・機能異常・器質異常の機序

健康体である《からだ・こころ・あたま》が統合された《全一体》は多少の環境ストレスでは，病気になることはないが，生理範囲を越えた物理的・心理的ストレスや自我の思考・感情の働きにより，まず始めに，身体局所における《気》のベクトル異常をきたす．これを始原東洋医学では，気滞および気交と呼称している（『医療原論』[5]）．

それらは，自然治癒力が働いていることにより，病体に応じて一人ひとり異なる"気滞・気交，経絡，強力反応点"を発現する．図 23 に示すように，気のベクトル異常が解消できない場合に，身心の違和感や歪みが生じる．さらに悪化すると肉体面では，からだの機能異常，肉体の器質異常へと進行する．他方，精神面ではこころの機能異常，人間心（思考・感情）の異常へと進行する．

近代医学は，肉体の器質異常からからだ（身心）の機能異常へと守備範囲を広げつつある．一方，こころ（心身）の機能異常は，主に心理カウンセラーが担当し，失感情症・失体感症などの心身症は心療内科医，人間心（一般的には精神と呼称されている）の異常は精神科医が担当するという，専門分化が進んでいる．

伝統醫療では，検査で異常が見つからない状態でも，気血水（津液）のバランス異常を捉えることは可能であり，身心の違和感・歪みを改善するのに有効である．また，本当の意味で"未病"を治すことができるのは，気のベクトル異常の段階で捉えることができて初めて可能となる．気のベクトル異常を認知することができうる，印性（印知感覚）を再獲得して始めて実施できる医療行為である．また，セルフチェックで身心の違和感・歪みを自感・自覚し，セルフケアを自証（実践）することが重要となる．

6）診　　　察

「いのちの主人公・からだの責任者」としての自覚を高める．**いのちに基づいた医療（LBM）** は生活者とメディカルスタッフとの共同行為であることの共通理解を深める．

（1）　医療面接・問診・生活習慣を調査する．

(2) 背骨の歪みの有無と重心（上下および左右）の偏りを確認する．
(3) 気滞（陰気滞・陽気滞）と気交（陰交・陽交）の有無を印知する［始原東洋医学］．
(4) 東洋医学的所見：陰陽・表裏・寒熱・虚実，気血水，蔵府経絡の全身状態を把握する．
(5) 西洋医学的所見：病態把握・局所状態を把握する．検査および診断名も参考とする．
(6) 治療計画・健康法：《いのち》に基づいた天命・使命を全うするように《生活者》が体現し，自証することが最終目的であること．また，病気の予防・治療，さらには健康維持・増進は，生活者とメディカルスタッフとの共同行為であることを確認する．

7) 人間の6側面の調査

(1) 生活習慣を調査する：セルフチェックまたは医療者と共に調査する（第8章）．

A) **物質病**：物理的・化学的因子について，下記の項目を調査・チェックする[44]．
① 必須栄養素に不足はないか
② 有害物【農薬・添加物など】による汚染はないか
③ 歯根部の感染・アマルガムの影響がでていないか
④ 環境因子【紫外線・電磁波・生活用品など】に問題はないか

B) **生物病**：生物と環境との間に成立する下記の項目を，調査する．
⑤ 腸内細菌叢は善玉が優位になっているか
⑥ 感染【ウイルス・細菌・寄生虫】の有無
⑦ **原始信号系**【気滞・気交・経絡・強力反応点】の異常の有無
⑧ **情報系Ⅰ**の機能異常の有無（近代医学の検査結果も参考とする）
　(a) 自律神経系【交感神経・副交感神経のバランス】
　(b) ホルモン系
　(c) 免疫系
　(d) 末梢神経系
　(e) 中枢神経系
⑨ **情報系Ⅱ**（遺伝子・DNA）の機能異常の有無
⑩ **エネルギー系Ⅰ**：筋・骨格系（体壁系）の異常の有無（局所の病態把握）
⑪ **エネルギー系Ⅱ**：内臓系の機能異常の有無（近代医学の検査結果も参考とする）．

C) **人間病**：生活者としての日常生活を調査する．
　【環境と生物の二元的一元論的存在】
⑫ **生活の場を調える**：生活の基本は，早寝早起き，挨拶，脚下照顧，掃除そして笑顔．人間にとって，1分も呼吸を止めていると苦しくなることから，呼吸は日常生活において，最も重要な因子であることがわかる．次に，睡眠は1日，飲食は1週間単位で生命に大きな影響を及ぼす．さらに排泄物は体調を如実に反映することから，二便（小便と大便）をチェックする．
口角を挙げる．笑顔になると副交感神経が有意となる．自然のリズムに従い，生活の場を調えることが基本となる．

(a) 呼吸の状態【浅い呼吸，早い呼吸，胸式呼吸，腹式呼吸，深い呼吸など】
(b) 睡眠の状態【就寝時間：　　起床時間：　　睡眠時間：　　昼寝の有無：　　】
【夢の内容：　　　　　　　　　　　　　　　　　　　　　　　】
(理想は早寝早起き，12時を頂点として前後4時間寝る).
(c) 飲食の状態：食養生の基本【いのちを頂く，身土不二，一物全体，よく噛む】
歯の本数に応じた内容【肉類・野菜類・穀類＝1：2：5】
食事量【食事の回数：　　回．過食・適量・少食，
一口に噛む回数：　　回】
水分摂取【生水・白湯・お茶・コーヒー・紅茶・その他：　　】
(d) 大便の状態：回数　　回/日
【普通便・便秘・便秘傾向・便秘と下痢を繰り返す・下痢・下痢傾向など】
(e) 小便の状態：昼　　回・夜　　回/日
【頻尿・夜間頻尿・尿漏れ・尿の切れが悪い．色：透明・黄色・濃，量の多・少】
D) 独立病（生活体）：生活者は一人として同じ人はいない例外者である．
人間関係・家族関係について問題の有無を調査する．
同じ一つの《いのち》を共有しているが，一人ひとり異なる．分離に基づく自我から，皆同じ一つの《いのち》に基づいている生かされて活きている存在者（生活者）であることに気づくことが，全一体感覚（共同体感覚）を促進し自覚を容易にする．
E) 社会病（社会体）：病気は社会現象でもある．環境破壊や戦争も社会病である．経済的問題・社会的問題の有無を調査する．
F) 自覚病（いのち）：人間の生死について一つの思想をもつ人でなければならない．自覚的存在における根本問題である．なぜ生まれてきたのか，何のために生きているのか，死んだらどうなるのかと言った根本問題を生活者一人ひとりが解決することにより，《いのち》を自感・自覚し，《立命・天命・使命》を達成するための自証の方向性が明らかになる．

8) 治　　　療

(1) 気滞き・たい気交きこうの解消［始原東洋医学][5・18]

　病体に応じて一人ひとり異なった発現をする強力反応点に，適した刺激または信号を送ることにより，気滞および気交を解消する．《いのち》のハタラキである自然治癒力（CORE）が最大限に発揮できるように援助することにより，疾病は治癒の方向に向かう．【治療点を，＋点（灸点）・－点（禁灸点）の2種類に鑑別して治療を行う】

(2) 元氣点げんきてん・活点かつてんの活性化[45]

　《からだ》のハタラキである自己治癒力（core）を活性化する元氣点に適した刺激または情報を与えることにより，自己治癒力が最大限に発揮できるように援助する．健康維持・増進を図る．

(3) 身体の歪みを正す

① **自然運動（活元運動・自発動）**[19・46・47]

　自己診断でもあり，自己治療でもある．診断と治療の2つが同時にできる．力を抜いてリラックスをし，肚の底から息を吐き，さらに足の先，手の先から息を吐く．次に，肚の底から上半身，頭の先まで気を吸い上げるように全身の細胞を活性化させる"全身呼吸"をすると，自然と身体が動き身体の歪みが解消される．

② **上下のバランスを調査する**：第1腰椎との関連が深い[48]．

　"**上虚下実・頭寒足熱**"：自力が働く上半身は余分な力が抜けてリラックスした状態であり，また，他力が働く下半身に気が充実した状態を上虚下実と言う．この状態が健康体であり，結果として自然と頭寒足熱となる．

　現代人のほとんどが逆の"**上実下虚**"となっており，その結果として手足が冷えるなどの，冷えのぼせ状態である"**上熱下寒**"となっている．

　原因は，上半身を働きの場とする自我〈人間心（思考・感情）〉が活発に働き，下半身を働きの場とする，他力《からだ》が弱くなっているか，何らかの原因でうまく機能していない状態である．

　身心の重心を臍下の一点まで降ろすように，心身統一法を指導する．また，下半身を充実するために真向法や生活者に適した呼吸法などを指導する（後述）．また，ジョギングや縄跳び，トランポリンなども重心を下に降ろす効果がある．

③ **左右のバランス**：第2腰椎との関連が深い．

　日常生活の習慣または身体の癖により右重心または左重心となっており，重心側の内臓に負担がかかり，病気の原因となりやすい．基本的な身体の使い方を指導し，身体の要となる腰のバランスを取る．足と膝の体操または左右にデンデン太鼓のように手を振る，左右の腕振り体操（スワイショウ）（図24）を指導する．

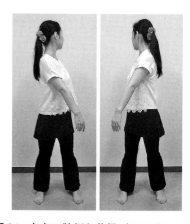

図24　左右の腕振り体操（スワイショウ）

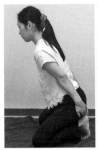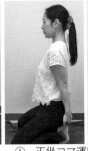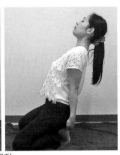

① 正坐コマ運動

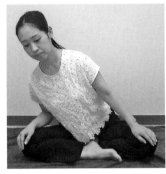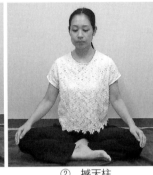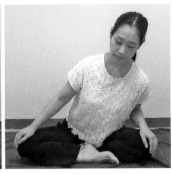

② 撼天柱

図 25　捻れのバランスを正す

④ **捻れのバランス**：第 3 腰椎との関連が深い.

　野球やゴルフのスイングなど，一方向に身体を捻る動作をよく行う人には，身体が捻れていることがよくある．その場合，操体法の一つである「正坐コマ運動」[49]（**図 25-①**：両膝を床に付けてツマ先立ちし，踵にお尻が乗るように座り，踵を軽く握って，上体や首の力を抜いてゆっくり回す）．また，気功法の中にも，「撼天柱（かんてんちゅう）」[50] がある．（**図 25-②**：「撼」は，回す，震わす（ふる）という意味であり，「天柱」は点を支える柱，背骨を意味する．（ⅰ）小さな円から徐々に大きく上半身で円を描くように回す．（ⅱ）痛みがある場合，痛い方向には無理に回さない．（ⅲ）心地良い速さで（右回り・左回り）ゆっくりと回す）．どちらか，やりやすい方を行う．

⑤ **開閉のバランス**：第 4 腰椎との関連が深い.

　下半身が固く，骨盤が緩んでいる人が多い．少し歩幅を広くして，よく歩くことを指導している．真向法の体操が効果的である．

⑥ **前後のバランス**：第 5 腰椎との関連が深い.

　頚椎は前弯，胸椎は後弯，腰椎は後弯しているのが，生理的な弯曲である．頚肩の凝り，頭痛などの頚から上の症状がある場合，または慢性的な腰痛がある場合には，この生理的弯曲に異常が出ている人が多い．前後の腕振り体操（スワイショウ）（**図 26**）を指導している．さらに，一人でできる操体法または『般若身経（はんにゃしんきょう）』（からだの智慧の教え）[49] も行う（後述）．

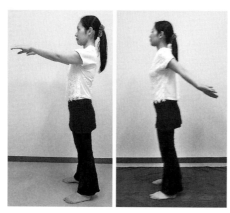

図26　前後の腕振り体操（スワイショウ）

（4）気の開通[47]

気滞・気交を解消し，身体の歪みを調整してから，気を通し《全一体》にする．

（5）生活指導

食事・睡眠・二便・体操（身体の使い方・真向法・気功，等）の指導．

（6）適・不適の判断

からだにとって"気のレベル"の【良い・普通・悪い】の3段階評価を自身の手指を使って判断できるように，指導する．一人の場合でもできるように，有川が開発したLF[18]または脈診の仕方などを指導する（第8章）．

（7）生活者の体験

思考・感情の解放と《からだ》の気づき（瞑想・坐禅・寝禅・立禅）．

瞑想には大きく分けて，身心の注意を集中する"ディパッサナ瞑想"と身心をリラックスさせ余分の力を抜く"サマタ瞑想"の2種類がある．これら「自力＝集中」と，「他力＝リラックス」が即の状態（自力即他力，集中即リラックス），すなわち統一した状態の体現者が，本書における《生活者》である．

心理学では，〈ゾーン〉や〈フロー〉[51]とも表現され，仏教では一時的にこの状態になることを〈事三昧〉，それが継続した状態を〈王三昧〉[52]と表現している（第9章）．

河野十全は，真実，すなわち《真》は肉体（本書では**からだ**）で行じてはじめて体得しうるものであり，言葉や思考や心で思うような《真》は，何の役にも立たないと述べている．

坐禅は自力の修行，寝禅は他力の楽行と位置づけ，寝禅を推奨している[19]．これも先の瞑想と同様に，坐禅＝自力と寝禅＝他力を即，すなわち自力即他力として，継続して《生活者》となり，日々の生活で体現することが，治療を中心とする医学・医療を必要としない世界の実現に繋がる．

3. 健康生成論

　健康生成論においては言うまでもなく，セルフケアが核となる．根本は《地のいのち》の法則・リズムに随って生きる，すなわち"自感・自覚・自証"することである．また，水平軸としては家族をはじめ，社会，民族，国家，さらには地球に存在するすべての《図のいのち》と"共感・共振・共創"することであるが，その土台は，垂直軸として《地のいのち》と《からだ・こころ・あたま》の"自感・自覚・自証"である．一日を一生として捉え，日々を生きる．

　これまで述べてきたように，《いのち：全一場》のハタラキである《全一気》により，刻一刻と対生成（創造）と対消滅（破壊）が繰り返され，宇宙をはじめすべてを現象させている．しかし，人間は《いのちのハタラキである気》を五感で捉えることができないので，過去から現在，さらには未来へと水平に流れる時間と同様，万物は継続していると考えている．

Ⅰ．養生の基本

1) 呼　　吸

　知性と感性で捉えることができる，最も短い生と死の感覚は呼吸である．呼気は消滅（死）を，吸気は生成（生）である（いのちの立場に立つと逆に，呼気は創造・生成，吸気は破壊・消滅となる）．ゆえに，生かされて活きているという，"他力即自力"の実感は，呼吸で感じることができる．また，この呼吸も主に上半身で行う空気交換（後天の気の交換）と，東洋の修養で重視されている，踵（かかと）もしくは下半身で行う気息（きそく）（先天の気の交換）を統合することにより，《生活者＝真人（しんじん）》，すなわち真の生かされて活きている存在者となることができる．

　人はオギャー（呼気）と生まれ，最後は息を引き取って死ぬ．また，長息は"長生き（ながいき）"とも言われていることから，呼主吸従（なるべく長く息を吐くことを心掛けると，自然と吸気は入ってくる）の呼吸（法）が養生法の基礎となる．呼吸は意識的な呼吸（自力）と無意識的な呼吸（他力）の両側面があり，"他力即自力"を体感しやすい．

2) 睡　　眠

　次に重要なのが睡眠である．先の一日一生をまさに実感することができる．起きている時が生であり，寝ている時が死である．人間は毎晩死に，毎朝生まれているのである．また，眠っている時は他力が主となり，起きている時は自力が主となるとも言える．しかし，《地のいのち》は生まれも死にもしないのと同様に，眠ることも起きることもしていない．昼と夜で一日であるように，生と死で一生と捉えるのが，東洋医学の死生観である．

　東洋医学の古典に，養生法の基本として，日の出と共に起床し，日の入りと共に寝る生活が記載されているが，現代人にとって両方を実践することは困難であろう．しかし，日の出と共に起床し，朝日を浴びることは生活のリズムを創るのに適しており，昔から早起きは三文の得と言われていた．是非，朝日を浴びて1日を始めたいものである．

　気の養生法[19]では，昼の12時を頂点として前後4時間働き，夜の12時を頂点として前後4

時間寝る，養生法を提唱している．特に夜 12 時までを生命エネルギーの疲労を排泄する時間帯，12 時以降を新たな生命エネルギーを吸収・貯蓄する時間帯であると説明している．一般の健康法においても，同じ睡眠時間でも眠る時間帯（0 時前に寝るか，0 時以降に寝るか）によって，睡眠の質が異なることが言われているので，やはり昔からの言い伝え通り，早寝早起きがセルフケアの基本となる．

3）飲　　食

3 番目が，飲食である．特に水の摂取と咀嚼が重要となる．白湯が良いと言われているが，一度沸騰させた水は，溶存酸素が少なくなるので，生水，特に一度，凍らせて溶かした水が身体に吸収されやすくなり良いと言われている．また，水も食べ物もよく噛むことにより，唾液の分泌が促進され健康に良い．唾液は万能薬とも言い伝えられている．

よく噛まない早食いの人は，満腹中枢が刺激される前に多くの食べ物を胃の中に入れてしまうので，肥満の人が多い．現代人の生活習慣病のほとんどは，過食によるとも言われていることから，良く噛んで食べることが結果として少食に繋がり，生活習慣病の予防や身体に良いだけではなく地球環境にも良い．また，「腹八分に医者いらず，腹七分に病なし，腹六分は老いを忘れる．さらに腹四分で仏に近づく」[52]．さらに「食べる工夫ではなくて，食べない工夫をする」とも言われているので，超高齢社会に突入した現在，是非，実践したいものである．

すべては一つのいのちの表現であるとする立場では，理想的には動物の肉は食べない方が，内環境［身体的］にも外環境［自然的］にも良い．草食動物を見てもわかるように，必ずしも肉を食べなくてもタンパク質はアミノ酸から合成される．ミネラルや微量元素などを豊富に含んだ植物を頂き，体内酵素が働くような食生活を心掛けたいものである．

セルフケア・養生法の要諦は新鮮な空気と水と良質な睡眠を多くとり，食事の量を半減し，良く噛む（口の中で液状になるまでよく噛む．）ことである．

II．養生の三本柱

次に，養生の三本柱である，"調身・調息・調心"さらに"身心の調和"（図 27，28）と"いのちの調和"を具体的に示す．

1）調身（からだを調える）

(1)〜(4) は自力的な調身法（姿勢および基本的な身体の動かし方）を，(5) では他力的な調身法（自然運動[19]・活元運動[46]・自発動[47]など）を紹介する．

- (1) **口を軽く開け，あごを引く**：口を軽く開け，舌を上歯の歯茎に軽く当てることにより，全身に気が通る（正中の前後を走る督脈と任脈が繋がる）．
- (2) **肩の力を抜き，肩を下げる**：上虚下実（上半身の力を抜き，下半身に気を充実させる）が健康体であり，結果として頭寒足熱となる．
- (3) **肛門を閉め，お尻を後ろに出し，尾骨・仙骨を立てる**：下半身に気を充実させるためには，口とは反対に肛門を閉め，腰と腹を同じ緊張状態にすることにより，下丹田が充実する．
- (4) **小指・肘内側，母趾・膝内側を意識して身体を動かす**：手は小指・肘内側，足は

母趾・膝内側に意識して身体を動かすと《全一体》となり，力が入りやすく，疲れにくくなる．
(5) **自然運動（寝禅）**：河野十全が提唱している他力的な診断即治療の方法を紹介する[19]．
   ① 身体の力を抜く．
   ② 大あくびをして，手足を伸ばすと，活力が身体の隅々まで行きわたる．
   ③ 両手を枕代わりに頭の下に組み，足を伸ばす．背中を伸ばすようにして，腰をぐっと浮かす．
   ④ 自然に全身運動が元気に湧き出す．「縦横自在な（無意識の）運動が基本」となる．
   ⑤ 座して左右前後に身体を振り，あるいはねじ曲げ，腰・腹筋・内臓などの運動を縦横自在に行う（錐体外路系が働く事により全身を調整していると思われる）．
   ⑥ 自然にあくび，伸びも，排ガスも大きく徹底して行う．
   ⑦ 両手で顔をこすり，頭をかく．五官意識がはっきりして身体が正しい状態に戻る．上記すべて，身体を自然作用に任せて，自然に運動するところに秘訣がある．自然に任せていると，螺旋運動になる．宇宙天地との一体感が込み上げてくる．元気な子どもは寝相が悪く，寝ている間によく動くことにより，無意識に身体の歪みを修正している．これを半意識状態で行うのが，寝禅である．寝て行う方法なので，高齢者にも無理なく行うことができる．毎朝実践するとよい．

2）調息（いきを調える）

呼気が主であり，吸気は従である．呼吸と気息を調和させる．肚の底から息を吐き，さらに足の先，手の先から息を吐く．肚の底から上半身，頭の先まで，気を吸い上げる．吐ききって，身体の中から疲れと気を全部吐き出すと身体の中がゼロ【真空体】となる．ゼロにする．肉体を空にすると（からだになる）．空じてゼロになれば，次に気が身体に満ち，元氣が出てくる．

(1) **呼主吸従**：吐いてから吸う．（息を吐いて生まれ，息を吸ってこの世を去る）
(2) **息を呼く**：なるべく長く吐く．（長息は長生き）
(3) **息を吸う**：吐くと自然と空気は入ってくる．
(4) **呼吸法**：真呼吸（上半身の自力呼吸と，下半身の他力気息を統一する）．
(5) **順呼吸**：息を吐く時に肚を凹ませ，息を吸う時に肚を凸ませる．
(6) **逆呼吸**：息を吐く時に肚を凸ませ，息を吸う時に肚を凹ませる．

最初は鼻から10秒かけて吐き，3～5秒かけて吸う．次第に大きく，長い呼吸に展開していく（30～1分/回）．一呼吸ごとに静かな"気"を入れて呼吸していると，その呼吸のリズムによって他力と自力の交流がなされる．上半身の呼吸と下半身の気息が繋がると，他力という地下水が限りなく噴出する．下半身を通じて到来する他力が上半身に漲りわたる．そして，広大無遍な"気"の漲りを全身に感ずることができる．この状態を本書では，気が漲り，元氣になるという意味で【元氣体】とした（気は〆める，氣は八方に放射する意味を示している．ここでは氣を使用する）．自ずから外柔内剛となる．

3）調心（こころを調える）

《からだ・こころ・あたま》と〈人間心〉〈社会心〉との統合．
- (1) **五官意識**：《いのち》に直結した感覚意識（頚から上が働きの場である）
- (2) **潜在意識**：個的な記憶の貯蔵庫（上半身が働きの場）；感情・身体の癖など
- (3) **無意識**：宇宙的無意識（下半身が働きの場）
- (4) **空意識**：《地のいのち》の自感・自覚・自証．《全一観・全一体感覚》．

　　心は心で抑え切れるものではない．身体から躾ける以外に矯正する方法はない．ゆえに東洋では"心身"ではなく"身心"と書き，身体（からだ）を主，心（こころ）を従として捉えている．また，「意識」と「無意識」の中間の境界領域を，「半意識」[19]と言い，宇宙と人間との交通路が最も大きく開かれた意識状態を意味する．この状態は自力即他力の意識状態，フローの状態に近似した状態である．

- (5) **感情**（ポジティブ：愛・喜．ネガティブ：怒・思・憂・悲・恐・驚，トラウマ，信念，その他：　）

　　感情は人間心の潜在意識の働きであり，喜怒哀楽は感情の浄化作用と捉えると良い．感覚とは区別している．

- (6) **感覚**（印知感覚［印性］・共通感覚［感性］・視覚・聴覚・触覚・味覚・嗅覚）

　　印知感覚は単細胞から有している感覚を意味し，本書では印性とした．共通感覚は，アリストテレスが提唱した五感の元となる，未分化な感覚であり，現象界の"氣・気"を認知する感覚である．本書では感性とし，先の印性と区別している．なお，五感では"瑛・氣・気"は認知することはできない．印性（印知感覚）・感性（共通感覚）で気の異常を捉える．

Ⅲ．養生の実践

1）調食・調水：飲食のバランス

　食養生の基本は，《生命力》を頂くことにある．これは現在の栄養学や，カロリー学説では捉えられない．食べ物に生命力を有しているか，有していないかで大きく異なる．例えば，白米は土に植えても発芽しないが，玄米は発芽して稲として育つ．有精卵は温めるとひよこに孵るが，無精卵は腐敗するなど，生命力の有無に相違がある．

　また，人間の歯の形状は，門歯8本，犬歯4本，小臼歯8本，大臼歯12本であることから，野菜・果物類2：肉類1：穀類5の比率の食生活が良いとされている[49]．

- (1) **食事内容は**，"まごわやさしい"：【まめ・ごま・わかめ・やさい・さかな・しいたけ・いも】を積極的に摂取すると良い．
- (2) **バランスのとれた自然に近い食**：胚芽米・玄米，山菜，海藻，繊維質野菜，魚，発酵食品，自然卵・生水（氷を溶かした水），など．
- (3) **小食**：1日3食の食生活になったのは，明治以降と言われており，1日1〜2食とするか（東洋では朝食を大事にするが，西洋では午前中は排泄時間として，朝食を食べないことが推奨されている），または週末にプチ断食をすることは，デ

トックス（解毒）効果があると言われている．各人がからだの声を聞いて（第8章のLFテストを用いて），からだに【良い・普通・悪い】などの判断をして，よく噛んで食べることができれば自然と少食になる．（注意：本格的な断食は，専門家に指導を仰ぐこと．特に断食後の飲食開始時は注意する）．

(4) **飲水**：噛むように飲む．生水が身体に吸収されやすく，細胞の働きを活性化する．

コラム9：セルフケアの要点／こころとからだの統合

○**立腰道（森信三）**[12]：心を立てようと思ったら，まず身を起こしなさい．
　①お尻を後ろに出す．②腰骨を前に出す．③あごを引く．④丹田常時充実．

○**心身統一道（中村天風）**[55]：
　①肛門を閉める．②肩の力を抜く．③肩を下げる．④下腹部に力を充実させる．

○**心身統一の四大原則（藤平光一）**[56]：一つが出来ていると他の3つは自然と出来ている．
　①臍下の一点に心を鎮め統一する．②全身の力を完全に抜く．③身体のすべての重みをその最下部におく．④氣を出す．

○**《からだ・こころ・あたま》の統合**
　(1) ごめんなさい．赦して下さい．ありがとう．愛してます．[ホ・オポノポノ][57]
　(2) 私は，私のすべてを受け入れ，私を心から愛しています．[堀田忠弘][44]
　　　私は，○○のすべてを受け入れ，○○を心から愛しています．
　(3) 元気，元気，元気です．
　　　大丈夫，大丈夫，大丈夫です．
　　　治った，治った，治りました．
　　　　　　　［引き受け気功：藤谷康允][58]
　(4) 瞑想法：様々な瞑想法が存在するので，各人が一番フィットする方法を実践するのが良い（第9章）．
　(5) 立禅：下・中・上丹田の一体化
　　① 足の指・湧泉（足の裏）：下丹田と繋がっている．
　　② 労宮（手掌）：中丹田と繋がっている．
　　③ 尾骨を下げ，百会を上げる：上丹田と繋がっている．
　　④ 臍を後ろに引いて命門を開く：上・中・下丹田が一体化する．
　　⑤ 下丹田を意識して呼吸する．
　(6) 坐禅・寝禅：坐禅は自力の修行，寝禅は他力の楽行である．
　　緊張（集中）と弛緩（リラックス），自力と他力を統一する．
　　地のいのちと図のいのちの統合を《全一体》とした．禅は，型のごとく自然に座って（または寝て），からだだけを主として五官はあるがままにし，呼吸を調え，下丹田と気息をつないで，全身呼吸を続けるのが要諦である．まさしく，《いま・ここ・これ》，すなわち"他力即自力"となる．
　(7) 祈り：棚次正和[59]は，《いのち》は「い（息・斎）＋の＋ち（勢い）」であり，〈祈り〉は「い（息・斎）＋の（宣）り」であり，「生宣り，いきいきと生きること」，すなわち《いのち》の宣言であると述べている．
　　仏教なら読経．神道なら祝詞．一人ひとりが好む（様々な宗教で実践されている），読経ないし祝詞を実践するのも"他力即自力"となる，手法である．

○**達人の呼吸（気息）**
　①下腹の力の入った長呼吸，②瞬間的な吸気，③力強い瞬間的腹圧呼吸，④相手の吸気時を窺って打つ．

日本における食養生は，次の2項目[53]を基本としている．

(1) **身土不二**（しんどふじ）：1日で歩いて行って帰ることができる範囲内の土地で出来た，季節に応じた，旬の食べ物を頂く．
(2) **一物全体**（いちもつぜんたい）：魚なら頭から尻尾まで，丸ごと食べることができるもの，生命体全体を頂く．また，土から上もしくは温暖地でできる植物は，基本的に身体を冷やす作用がある．逆に土から下もしくは冷寒地でできる植物は，基本的に身体を温める作用がある．知っておくと便利である．

食養生をまとめると，すべてに感謝して，良く噛んで，生命力を頂くことが重要となる．

2) 身心を調える

呼気とともに全身をゆるめる・リラックスする．吸気時は緊張（交感神経優位），呼気時はリラックス（副交感神経優位）となることから，呼吸に合わせて，身体を動かすとより効果が高まる．

(1) **左右のバランスを調える**：左右の腕振り体操（図24），等

スワイショウは，気功法の準備体操としてよく行われる．足を肩幅の広さに足底を平行に開き，頭頂から体幹の中心軸を意識してデンデン太鼓のようにリズムよく，両手を身体の左右に巻きつける．

(2) **前後のバランスを調える**：前後の腕振り体操（図26），等

腕振り体操は，身体の後ろに，両手の力を抜いて勢いよくボールを投げる動作を行ったのち，前は惰性で良いが肩の高さ位までリズムよく手を前後に振る．毎日，年齢の10倍の回数を行うと良いとされている．なお病気の場合は，毎日1000〜2000回以上が推奨されている．（『達磨易筋経』）

(3) **上下のバランスを調える**：呼吸法・心身統一法・真向法（図27），等

真向法[54]とは，長井津が開発した健康法で，図に示す第一体操〜第四体操がある．無理をせず，毎日，呼気時に4つの姿勢に近づくように練習すれば徐々に身体も柔らかくなり，下半身が充実してくる．特に，第四体操は身体が固くなっている人は，始めはなかなか痛くて難しいかもしれないが，腰に枕などを入れて工夫して行うと，徐々にできるようになるので，焦らずに行う．

また，操体法を創設した橋本敬三は「食・息・動・想と環境は，同時相補相関性運動性」であることを喝破し，こころの『般若心経』に対して，からだの基本法則として『般若身経』[49]を作成した（図28）．身体の"快・不快"といった原始感覚を基軸とした健康法を提唱している．（注：詳細は，成書，または指導者から学ぶ）．

3) いのちを調える

(1) **丹田の開放・活性化・調和**：上丹田・中丹田・下丹田，両労宮・両湧泉，【真空体】（しんくうたい）

伝統醫療では，気の集まる場所である丹田は，上・中・下の3つとされている．インドのアーユルヴェーダは，チャクラは7つ（または8つ）とされている．また，気がよく出るポイントとして，両手掌の中央にある労宮と両足裏の湧泉が重視されている．

【真空体】とは，呼気とともに気を吐き出し余分の力を解き放って，からだが空（から）の状態になることを意味する．

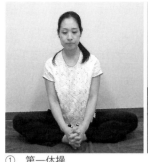
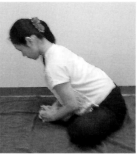

① 第一体操

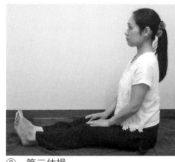
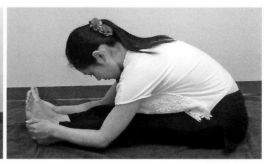

② 第二体操

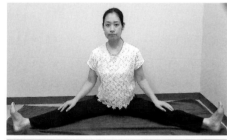
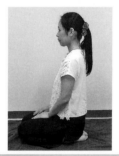

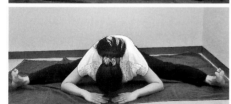
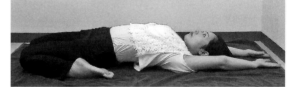

③ 第三体操　　　　　　　　　④ 第四体操

図 27　長井津【真向法】

(2) 重心を下げる：《地のいのち》へのグラウンディング

　武道（合氣道）では，下丹田（臍下の一点）を重視し，そこからすべての身体の動きを始めるように訓練する．昔は肚が座っている，太っ肚など，肚を基準に人を評価していたが，現代では頭が良い，頭が切れるなど，頭を基準に評価するようになっている．また，多くの現代人は気が上半身に上がってしまっている，"上実下虚"の病的状態となっており，本来の"上虚下実"の生理状態とは逆転している．健康生成するためには，重心を少なくとも下丹田より下に下げる必要がある．さらに《地のいの

62　第7章　《CORE》medicine & health の理論と実践

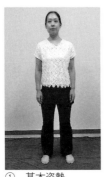
① 基本姿勢

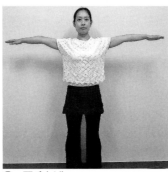
② 両手上げ　　　③ 足ふみ

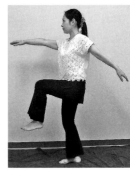

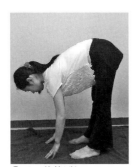
④-1　後伸ばし

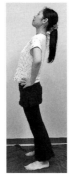
④-2　前伸ばし

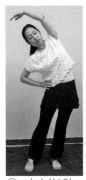
⑤　左右伸ばし

図28　操体法「般若身経」

① **基本姿勢（自然体）**：
　　足を腰幅に開き，つま先を平行になるようにしてゆったりと腰と背骨を伸ばして垂直に立つ．
　　視線は，正面の一点に集中させる．どこにも緊張感（つっぱり）がない姿勢で，重心が身体の中心にくるように下腹部にやや力を入れる．

② **両手上げ**：
　　自然体からゆっくりと両手を水平に上げる．息を吐きながら，両手の力を抜きバサッと下ろす．（これを3～5回繰り返す）．
　　両腕の上がり方を感覚的に受け止めていると，左右どちらかの腕が上げにくいことがある．そのような時には，上げにくい腕の方へ身体の重心を移動すると上がるようになり，水平となる．

③ **足ふみ**：
　　視線を正面の一点に集中させ，両足をピタリとそろえた姿勢から，その場で足ふみをする．膝と背骨をピンとまっすぐに伸ばし，顎を引く．足の親指側を意識して，踏む．手は，小指側を意識し少し握るようにして気持ちよく振る．膝が直角になるくらいまで挙げ足の裏全体が床につくように力強く行う．腕も大きく振る．（痛みのある方は，挙げられる範囲で行う）．30～50回位繰り返す．

④-1．**後伸ばし**：
　　自然体から，肩の力を抜いて腰が後ろへ引かれるようにゆっくりと前屈する．頭も手も無理せず，ゆくところまでダラリと下げる．下肢・腰背部に違和感が生じる前に上半身の力を抜いて前屈をやめて，一息つく．身体を起こす時は，まず頭を先に起こし，つま先を意識しながら，上半身を起こす．

④-2．**前伸ばし**：
　　腰に手を当て前へ押し出すようにしながらゆっくりと後屈する．違和感が生じる前に後屈をやめて，一息つく．顔を上げゆっくりと上半身を起こす．
　　＊後伸ばし，前伸ばしを行って，やりやすかった方を3～5回位行う．

⑤ **左右伸ばし**：
　　自然体から，右手で腰を左に押し出すようにしながら，重心を左足に移す．右側に上半身を倒して，一息つく．右の踵は，少し浮き上がる．戻るときは，息を吐きながら力を抜き，自然体のスタイルに戻る．（反対側も同様に行う）．左右やりやすかった方を3～5回行う．再度，変化があるか確認する．

3. 健康生成論　63

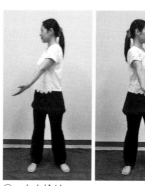
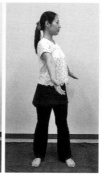
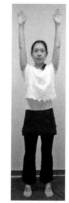

⑥　左右捻り　　　　　　　　　⑦　両手上げ

図 28　つづき

⑥　左右捻り：
　　自然体から，重心を右足に移しながら身体を右に捻り，一息つく．重心が右足の親趾にある範囲で動く．（反対の足の踵が浮く．捻る方の足の裏の内側が浮かないようにピタリと足の裏で床を踏む）．ゆっくりと身体をもとに戻す．
　　反対側も同様に行う．左右でやりやすい方を 3〜5 回行う．再度，変化があったかを確認してみる．
⑦　両手上げ：
　　自然体から天と地に引っ張られる気持ちで，ゆっくりと両腕を前から挙げる．さらにつま先立ちを行いながら両腕を挙げる．（ぐらぐらするようであったら，踵はつけたままで行う．指の力を抜いて肘を伸ばす）．息を吐きながら一度に，踵と両腕の力を抜いてバサッと下に下す．3〜5 回行う．（前に倒れこまないように注意する）．

　　ち》のゼロポイントまで重心を下げることができると，大地に根ざした心地よい安定感・安心感が得られる．
（3）**垂直軸を通す**：いま・ここ・これ，天地人一体のセンタリング，【元氣体】
　　真空体になれば，自然と新たな気が入ってきて，身体が気に満たされ元氣になる．その時，《地のいのち》のゼロポイントである（大）地（無極）から〈図のいのち〉のゼロポイントである（天）図（太極）まで，からだの中心に一本の垂直軸をからだで自感し，こころとあたまで自覚できるようになる．まさに"いま・ここ・これ"の《いのち》を実感することができる．その結果，元氣体である外柔内剛となる．
（4）**気（光・愛・力）を放射する**：自燈明・法燈明，【放射体】
　　元氣体になれば，自然と全身から全一気（光・愛・力）を放射する，放射体となる．この時，自ら太陽のように気を放射し自燈明即法燈明（歓喜体）となる．
　　〈頭〉で気を出そうと意識的に思うと緊張して力が入ってしまい，逆に気は出なくなる．自然と出ている状態が，生かされて活きている存在者，すなわち"他力即自力"の姿，すなわち"生活者＝真人"である．常に，このような体現者となりたいものである．
（5）**全一体**：《いのち：I》が〈私：i〉を表現している．自他一如となる．
　　【真空体】【元氣体】【放射体】は別々の状態ではなく，同じ一つの《いのち》の表現である．本来の人間の姿"生活者＝真人"なのである．これを《全一体》とした．

4. 疾病生成論

澤瀉が指摘した通り，少なくとも人間の6面性を考慮して病気の治療を行う必要がある．
LBMでは医師を始めメディカルスタッフが病気を治しているのではない，《いのち》のハタラキである《CORE：自然治癒力》と《からだ》のハタラキである《core：自己治癒力》が本来の状態に戻ろうとする力を十全に働くことができるように援助しているという姿勢が重要となる．

1) 物質病の治療

物理的・化学的治療．細胞（固体）の病理変化を治療する．
近代医学が得意とする領域であり，細菌・ウイルスの除去，細胞の病理変化の摘出など，感染症・外傷には非常に有効である．因果律が有効な領域．多くの医学書が出版されている．詳細は，成書を参照．

2) 生物病の治療

対症療法ではなく全身療法．一時的療法ではなく抜本的療法を行う．身心一如を基盤とする，伝統醫療が得意とする領域であり，身体の構造および機能の局所的異常と全体性の喪失を体液のアンバランスとして捉え調整する．
またその原因を気虚（Activityの減少）として捉え，病気を治すのではなく元気にすることにより，病気が治癒すると考え，元気（Activityの賦活と強化）こそ医療の根本方針と考えている．
さらに，人間は孤立した閉鎖系ではなく，開放系（自然の中で生かされている活きている存在：生活者）であることから，病気を生物体だけで診ようとせず，環境（太陽ときれいな空気と清らかな水と清潔な食物）と生物との調和こそ，健康の第一条件である．

3) 人間病の治療

心身結合体としての人間の病気については，心因性の病気が問題となる．心身医学が得意とする領域である．〈精神（思考）〉と〈物質（身体）〉は，異なる実体であり，相互に影響しないという前提が心身二元論の哲学に基づいた近代科学・医学においては常識であった．臨床的にはよく遭遇する心因性の病気は仮病(けびょう)と言われていたが，基礎研究レベルでPNI（コラム4，p29）が実証されたことから，漸く，心身医学・心療内科が市民権を得ることができた．心身症として，図29に示すように，失感情症（こころの気づきの失調），失体感症（からだの気づきの失調），失思考症（あたまの気づきの失調）が指摘されているが，いずれも分離感覚に基づく自我の働きである．思考・感情・肉体の失調である．
《いのち》の気づきが希薄化し，"自感・自覚・自証"が行われていない，《全一体》として統合されていない状態である．このことからも，心因性の病気の根本原因は"無明"であるとも言える．また，心をもつ人間は，身体的疾患を病むだけではなく，病気であること，そのことを悩むものであることを見逃してはならない．

4) 独立的存在としての医療

病人は一人ひとり例外者である．教科書通りの典型的な病人は一人もいない．近代医学は一般性の追求から，現在，DNA 診断・治療へと個人性の医療へと大きく発展を遂げようとしている．他方，伝統醫療は"随機制宜：因人制宜・因地制宜・因時制宜"すなわち人間・空間・時間に応じて適切な対応をすることを基本としていることから，最初から個人性を重視する醫療であった．

しかし，そこに安住するのではなく，個人性の奥に潜む全一性を明らかにできた時，近代医学と対等の醫学へと発展することができる．その全一性を《いのち》と捉え，《CORE：いのちのハタラキとしての自然治癒力》を基盤とした，《CORE》medicine & health を提唱している．

もう一つ問題となるのは，医師と患者の関係である．医療は人格と人格との関係であることから，医の倫理が問題となる．いのちに基づいた医療（LBM）では，生活者が主人公となることから，メディカルスタッフが行う**インフォームドコンセント（説明と同意）**と生活者が行う**インフォームドチョイス（納得と同意）**が成立して，始めて医療行為は成立する．そのためには，日本語である生活用語を共通言語にする必要がある（コラム 1，p10）．

5) 社会的存在としての医療

病気は社会現象でもある．古典には「下医は病気を治し，中医は人を治し，上医は国を治す」と記載されている．まさしく，個人の〈肉体〉および〈人間心：思考・感情〉だけではなく，人間の集団から創発する〈社会心：常識・伝統・民族意識など〉が環境破壊や戦争を起こし，現在もその状況が続いているのが現実である．**図29** に示したように，いのちの水平軸の失調として，失社会症・失自然症となっている．

《いのち》のハタラキを印性・感性で自感し，知性・悟性で自覚することにより，自我の観点である自他を分離した〈人間心〉〈社会心〉を，《いのち》に基づく自他を一如とした《からだ・こころ・あたま・社会・自然》に《全一気》を通貫させる．生かされて（地のいのちの他力）活きている（図のいのちの自力）存在者であることに気づき，**生活者**本来の姿である，統合および調和した重層的な関係に戻すことが，病気の治療を目的とした医学・医療を必要としない世界を共創することに繋がる．

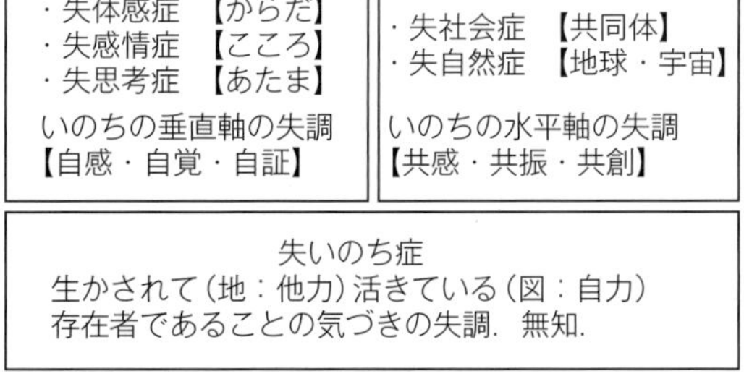

・失体感症【からだ】 ・失感情症【こころ】 ・失思考症【あたま】 いのちの垂直軸の失調 【自感・自覚・自証】	・失社会症【共同体】 ・失自然症【地球・宇宙】 いのちの水平軸の失調 【共感・共振・共創】

失いのち症 生かされて（地：他力）活きている（図：自力） 存在者であることの気づきの失調．無知．

図29　気づきの失調

6) 自覚的存在

人間は病気を悩むだけではなく，死をも悩む．したがって，病人を患者とするメディカルスタッフは自ら人間の生死について一つの思想，死生観をもつ人でなければならない．医学は自然科学であり，社会科学であるとともに，哲学であり，宗教でもあらねばならない．医学の祖とされる『ヒポクラテス全集』にも「医師にして哲学者である者は神に等しい」と記載されている．しかし，メディカルスタッフは自身の死生観を患者に強制することは許されない．ここにも《生活者》一人ひとりが，一人宗教・一人哲学・一人科学・一人芸術すなわち，《全一学》を自証することを援助する，役割・使命がある．

5. 生活者の自助・共助：立命・天命・使命を全うするために

"いのちとは何か""私とは誰か"，またなぜ人間として生まれ，生かされて活き，死んでゆくのか．これらの根本問題に対し，《生活者》一人ひとりが，日々の日常生活において納得し，安心できる解答を自ら導き出し，《全一学》に基づく"自感・自覚・自証"することが，まさしく《立命・天命・使命》を達成することに繋がる．

筆者自身が，上記の問題を自問自答し，探究し続けてきた結果，漸く，納得し，安心できる境地に辿りつくことができた．しかし，それは筆者個人の答えであり，当然，個性を有している．一なる《地のいのち》を土台として，一人ひとりが多なる《図のいのち》の個性を輝かせる，すなわち個性化することが，**"生命の原理"**である以上，個性化が深化するほど全一化すると考えている．

これまで〈自我＝人間心：思考〉の観点である〈知性と悟性〉では，自他を分離し対象的に捉えた図（相対・現象）しか見ていなかった．西洋哲学，近代科学も同様であろう．しかし，探究してきた〈私〉という実体はないことに気づき，《無我》の観点である《印性と感性》では自他が一如となり，《地のいのち》が浮かび上がってきた．探究するまでもなく，最初から常に"**いま・ここ・これ**"として実在していたのである．

鈴木亨の有限存在者（自我）から無限（いのち）へいくことはできない．しかし無限（いのち）は自己否定的に有限となる，「存在者逆接空，空包摂存在者」そのものであった．まさしく《いのち》はすべてを生成・消滅させ，すべてを包摂してくれていたのである．

〈私〉の《いのち》があるのではなく，《いのち》が〈私〉を表現しているのである．これまで抱いていた常識的な認識（コモンセンス）から，主語が逆転した．周縁からゼロポイントの中心への回帰とも言える．

現象である〈私：i〉は生老病死を経験する相対的な存在である．しかし《いのち：I》は生まれもせず，老いもせず，病気もせず，死にもしない，不生不滅の絶対的な実在なのである．この二重性の存在者は，《地のいのち》から対生成して人間として生まれ，《図のいのち》を光輝かせ，個々の天命・使命を全うし，対消滅して元の《地のいのち》に還る．

まさしく《いのち》とは，そこから生まれ，そこで活き，そこに死んでゆく場所（真空場・全一場・無限球）だったのである．

表1 医術・治療の原則

1) 自然治癒力の過程を妨げないこと
2) 自然治癒力を妨げているものを除くこと
3) 自然治癒力の無いところには治癒はなく,治療もない

表2 4つの治癒【cure・care・core・CORE】

1. 治す治し方　　【cure】；病気の治療.
2. 癒す治し方　　【care】；病人の世話.
3. 治る治し方　　【core・self care】
   生存の智恵と生活の智恵の両方を高める.
4. 治さない治し方【CORE】
   病気（思考・感情）の囚われから解放され,生きる喜び（元氣・歓喜）を体現することにより,自然法則に則し,自然に治ってしまう.

　表1に示すように,医術・治療の原則は,自然治癒力のないところに治癒する方法はないことである.伝統醫療のみならず,近代医学の投薬・手術においても同様である.しかし,近代医学の理論には本書で《CORE》とする《いのちのハタラキである**自然治癒力**》の観点が抜け落ちている.このことは医学辞典に自然治癒力が掲載されていないことからも伺い知ることができる.
　表2にcure・care・core・COREにみる4つの治癒を説明する.
 (1) cureは,病気の治療を目的とした,治す治し方である.主に医師が担っている.
 (2) careは,病人だけではなく生活全体を世話する,癒す治し方である.主に看護師・介護士ならびに家族をはじめ地域包括ケアなどの共助が担っている.
 (3) coreであるセルフケアは,生存の智恵と生活の智恵の両方を高めることにより,自己治癒力を高める,治る治し方である.
 (4) COREは自然治癒力であり,これを言葉で表現すると,自我（思考・感情・記憶）に基づく病気へのとらわれから解放され,真の生きる喜び（歓喜）を求道することにより,自然法則に則し,自然に治ってしまう,治さない治し方である.
　医学・医療の要もしくは原点には,この**CORE**が必要不可欠である.これを土台として,coreとcare,さらにcureが初めて成立するのである.
　澤瀉は,『医学原論』は単なる真理の探究で終わるのではなく,歓喜の探究でなくてはならないと述べている.医学は**科学**であり,**真理の探究**が必要条件となる.しかし,医療は医学教育・医学・医術・医道を統合した**文化**（各々の国,民族によって異なる）であることから,**歓喜の探究**を目指さなくてはならない.**医学と医療は,真理の探究と歓喜の探究,それら2つを統合し実践することにより,初めて十全となる.**
　その実現には,既存の宗教・哲学・科学・芸術の枠を超え,伝統と近代,西洋と東洋を統合した,《全一学》を生活者一人ひとりが構築する必要がある.

(渡邉勝之)

コラム 10：先駆者の言葉―3

○気を支配する法則が"道"
○道を疑わざるを自燈となす[37].
　自燈明とは，自我（みずから）を燈明とする意味ではなく，自然（おのずから）を燈明とせよという意味ではなかろうか．
○道：宇城憲治[60]
　真の学びは，守・破・離での修行が絶対条件．「道」とは生きることを問うこと，「道」とは自分の中に不変となる生き方の根源を作ること，「道」とは非日常を日常にすること．
　常温常圧より温度密度を高くすると，エネルギーが入ってくる．思考の深さは「集中力」に比例し，「集中力」の度合いが「気」となる．
○気を自在に使いこなす：浦田紘司[47]
　自分を信じる（自信）．絶対信頼・絶対成功．必ず蘇生・回復する．自分を信じ，結果を信じ，すべてを肯定する．
　(1) ゆっくりと呼吸を合わせて足の裏から気を吸い込む．
　(2) 心と身体が緩み全身にスムーズに気が流れる．
　(3) 心を空にする．
　(4) 宇宙の無限のエネルギーを頭から取り込み手から放出する．笑わせ，喜ばせ，最後に癒す．
　コトシもアスカ（こだわらない，とらわれない，しばられない．明るく，素直，感謝）．
○沖　正弘：『生きている宗教の発見』[52]
　人間は本来，健康であるのが当たり前である．病気と思えるものは生命が発病という形で本能的に正常に回復しようとしているのである．病気というものは，生命が行っている健康回復の働きであるから，生きている限り，病気は必ず治る．全生活を総合した生命の医学とならなければ，本当の医学，とくに人間の医学とは言えない．生活者が自ら立ち，自分から救われる努力をするのだという気持ちを持っている者以外は助けてはならない．
○仏教の三法[61]
・諸行無常：時間的にみると無常《図のいのち》
・諸法無我：空間的にみると無我《図のいのち》
・涅槃寂静：真実在・真空妙有《地のいのち》
○生滅即空：空を観ずる最も手近なものは，身体の中で，いま現に繰り返しつつある，一呼一吸の生滅にある．
○生命は，一息と一息の合間（止息）のことである．
○有為と無為：有為とは迷いの意味．無為とは，自然界の運行をもって本とする．
○覚とは，行によって知る．知とは，記憶したものを後づける．
○早寝早起き，腹八分，自然に生きる者は，自然に死ぬ．
○色即是空，空即是色は睡眠の効．
　空即是色，空即是色は呼吸の効．
○心経：理解者・身行：体得者
○長寿10法則：①少食長寿，②身土不二，③一物全体，④穀菜果食，⑤楽天多笑，⑥家族団欒，⑦多動好働，⑧頭脳刺激，⑨早寝早起き，⑩感謝知足
○佐藤一斎：『言志晩録』[62]
　生死は特別なことではなく，昼と夜のような，起きて寝るような，息を吐いて吸うようなものだ．

第8章

セルフケアのためのセルフチェック

ポイント：セルフチェックの3つの方法
1. 五感の視覚を用いたセルフチェック：顔面診と舌診
2. 五感の触覚を用いたセルフチェック：脈診
3. 第0感を用いたセルフチェック：LF（learning by finger）

1. 東洋医学の診察法

　東洋医学の診察は，表3，4に示すように，五感と五感の基となる第0感（印知感覚・共通感覚）を用いて行う．主に視覚を用いて，"神（生命力）・色（皮膚の色・艶）・形（姿勢）・態（動き）"を診察する（**望診**）．また，聴覚と嗅覚を用いて行う診察法を**聞診**という．聴覚を用いて，近代医学と同様に現病歴・既往歴・家族歴などの病気に関する情報だけではなく，医療面接として患者の背景（物語）なども聴取する．さらに東洋医学独自の観点から病態を問い尋ねる診察法を**問診**という．最後に触覚を用いて，患者の身体に直接に触れて脈診や腹診などを行う（**切診**）．

　これら四つの診察法「望・聞・問・切」を侵襲の少ない順番に診ることにより，全身の状態を総合的に捉える．また，東洋医学は"気の医学"だと言われるが，《気》は五感で捉えることができない．ゆえに，印性（印知感覚）と感性（共通感覚）の第0感が必要となる．

表3　東洋医学の診察と近代医学の診察

【東洋医学の診察】	【近代医学の診察】
望診：視覚＋印性・感性	視診：視覚
聞診：聴覚・嗅覚＋感性	聴診：聴覚
問診：東洋医学的問診	問診・面接
切診：触覚＋印性・感性	触診：触覚

表4　全身望診：神・色・形・態

1) 神：有神・仮神・無神
2) 色：気色・顔色・皮膚色
3) 形：体形・姿勢
4) 態：動作
5) 気滞診
6) 動診

2. セルフチェックの基本

ここでは，セルフケアの前提となる，セルフチェックの3つの基本事項を示す．
(1) 全身および内臓の状態を肉眼（**視覚**）で捉えることができる**顔面診**と**舌診**．
(2) 気血水の状態を指（**触覚**）で捉えることができる**脈診**．
(3) 自身にとって，気レベルの「適・普通・不適」を鑑別できるLF（learning by finger）．

1）顔面診と舌診

顔は口ほどに物を言うとも言われ，顔色や艶だけではなく，表情は端的に全身状態を反映している．図30に示すように，特に顔の中心部分に色・艶・毛穴などの変化が認められる時には，東洋医学における五蔵六府（西洋医学における臓器と区別するため，蔵と府を使用する）の異常サインなので注意を要する．眉毛と眉毛の間が肺，目と目の間が心，鼻の中央部が肝，鼻頭が脾，鼻翼が胃，鼻下が生殖器（男性：睾丸，女性：子宮），口の周囲が腎に対応している．

少し暗くして顔を観察すると"気色"が悪い（蔵府の機能が低下している）部位がわかりやすくなる．また，アルコールを飲んだ時に局所的に赤くならない部位や化粧ののりが悪い部位がこれに相当する．

舌は内臓（五臓六府）の鑑とも言われ，健康状態であれば，舌質の色は**淡紅舌**（舌の色が淡い紅色），舌苔の状態は**薄白苔**（舌が透けて舌質が見える位の厚さの白い苔が生えている）で，舌が綺麗であり，内臓に異常がないと判断できる．また，東洋医学の診察法は，西洋医学の検査法・診断法とは異なり，他人の平均値と比較して異常と判断するのではなく，本人の健康状態時の所見と比較して判断することが特徴である．

舌の先は上 焦（横隔膜より上）：心と肺，舌の中央は中 焦（横隔膜と臍の間）：脾と胃，舌の根元は下 焦（臍より下）：腎，両側は肝と胆の蔵府が配当されている（図31）．歯を磨く前に，毎日観察することにより，舌質（色・形）と舌苔（色・厚薄）の変化などを捉えることができるようになる．

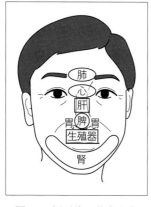

図30　顔面診の蔵府配当

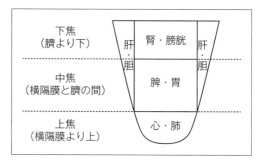

図31　舌診：三焦分画と蔵府分画の配当図

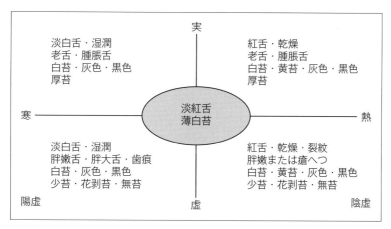

図 32　舌診の四象限

　例えば，精神的ストレスが強い場合には，舌尖に赤い点（紅点）が多数出現する．また，暴飲暴食をした翌日には，舌の中央部に黄色い厚い苔（苔の下の舌質が見えない）が生えている．
　寝不足が続いた時には，舌の根元の苔が剥がれているなどの変化が認められる．
　舌診の所見は四象限に大きく分類できる（図 32）．水平軸として寒熱（寒：冷えに傾いている状態，熱：熱に傾いている状態），垂直軸として虚実（虚：気が不足している状態，実：邪気［細菌やウイルスなどの外因］と戦っている状態）をとり，病態を鑑別するのに優れている．
　健康な赤ちゃんの舌は，中央部が淡紅舌，薄白苔であり，成人の場合もこれが正常の状態である．舌の色が健康時より白く潤っている淡白舌，湿潤舌は"寒"に傾いていることを意味し，逆に舌の色が紅く乾燥している紅舌，乾燥舌は"熱"に傾いていることを意味している．
　また，苔が部分的に剥がれている場合はその部位の蔵が"虚"（弱っている）していることを意味し，逆に苔が部分的に厚い場合は"実"（戦っている）していることを意味する．舌質（体）が健康時より大きく，舌の周囲に歯の痕（歯痕）がある場合も"虚"を意味する．また，舌に変化が認められない場合には，健康か，病が蔵府（裏）まで入っていない浅いこと（表）を意味している．たとえ，体温計で 39℃の高熱であっても，病の深さが表証（病の位置が皮部・経絡などの浅い部位）の場合，すなわち裏証（五蔵六府の深い部位）に異常がなく，病態がまだ浅い状態の場合は，舌質の色は変化しないことを知っていると便利である．このように，舌質（体）の色・形・態（動き）などを観察するのが舌診である．
　望診は「神・色・形・態」の 4 つを診るとされている（表 4）．色・形・態は五感で鑑別することができる．しかし，神は《気》と同様に五感で捉えることができず，一般的には直感で捉えるとされているが，本書でこれまで述べてきたように，五感の元となる共通感覚で「有神・仮神・無神」（生命力の状態）を鑑別している．ロウソクの炎に喩えると，明々と燃えている状態が「有神」，消える寸前に炎が大きくなる状態が「仮神」，炎が消えた状態を「無神」と言える（詳細は成書参照）．
　東洋医学の診察で「有神」と判断された場合には，たとえ近代医学の診断で重症であっても予後は良好と判断される場合があり，逆に「無神」と判断された場合には，近代医学で軽症と診断されていても予後が不良な場合も少なくない．近代医学の診断は東洋医学独自の病態把握と必ず

しも一致するとは限らない．

近代医学は細胞［固体］の病理変化を，伝統醫療は体液［液体］の不調和を，始原東洋医学では気のベクトル異常［気体］を診ている．同じ人間を診ても，診ているものが異なるので，診察法や治療法は異なる．

2) 脈　　診

中国医学の脈診は非常に発達しており，脈の状態（28種類の脈状に分類されている）を診察するだけで全身の状態を把握することができる．しかし，この技術を会得するには長年の経験が必要であると言われていることから，ここではセルフチェックで最低限必要な事項に焦点を当てて説明する．

手首の親指側の橈骨茎状突起（骨の凸部）に中指を当て，その部位を軸として示指と薬指を当て，**脈拍**（遅脈：60回/分以下は"寒"，数脈：90回/分以上は"熱"を意味する），**リズム**（規則正しいリズムが正常，不規則のリズムは異常），**反発力**（強い場合は"実"，弱い場合は"虚"）の6つの状態を診る（**図33**）．

この6つの分類（基本となる六祖脈）をさらに細かく28種類に分類して診るのが，先の脈状診である．特に朝，目覚めて身体を動かす前の脈がその人本来の脈を示している（動くだけで脈は変化する）ことから，安静時の脈を診るのが良いとされている．

毎朝目覚めた時に，脈を診る習慣をつけると，良く眠った時の脈と寝不足の時の脈，目覚めの良い時と悪い時の状態が明らかに異なることがわかるようになる．また，寒熱の判断は舌診と合わせて行うと，ほぼ間違いなく鑑別できるようになる．例えば，脈拍が早い場合（数脈）は舌の色がいつもよりも紅が強く乾燥ぎみとなる．これは身体が"熱"に傾いていることを意味している．逆に，脈拍が遅い場合（遅脈）は舌の色が白っぽく，湿潤が強くなる．これは身体が"寒"に傾いていることを意味している．

また，皮膚表面から骨までを圧して，一番強く触れる部位が浅い時には，病態も軽く，深く圧した時に一番よく触れる時は病態が深い場合などの鑑別方法もある．先の舌診と合わせて判断して，所見が一致すればほぼ間違いないと判断できる．

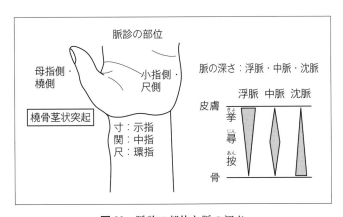

図33　脈診の部位と脈の深さ

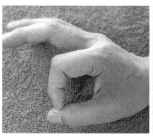 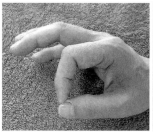 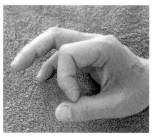

中：片手の第1指と第2指とで丸い輪をつくります．このとき第2指の先端を第1指の側面，第2指側の爪根部と指尖部の中央あたりに軽く触れさせます．この状態で判定作業を開始します．

散：第2指の指尖部が第1指の指尖に近く止まった場合を「散」と表現する．反対の手の指で棒磁石のN極をつまんでLFをすると「散」となる．

収：右写真のように，第2指の指尖部が第1指の爪根部に近く止まった場合を「収」と表現する．反対の手の指で棒磁石のS極をつまむとLFは「収」となる．

図34 LF（有川による診察方法）

Oリングテストや入江FTと同じく印性に基づく判定の方法であり，これら3つは同じで，まったく同一の能力・作用があると思われる．第2指尖を爪根部と指尖部の間を軽く滑らせて第2指尖の自然に止まるところで判定する．指が図に示すように動くように練習することにより，収は適している，中はどちらでもない，散は不適であることを判断できるようになる．

身体の声を聞く場合，一番わかりやすく，繊細な反応を示しているのが脈なので，日々のセルフチェックに応用するとよい．

3）LF：learning by finger

LFは有川貞清が開発した診察方法[18]である．その原理はOリングテストや入江FTと同じであると思われる．図34に示すように，各々の食べ物などが有する《気》が自身にとって良い場合は"収"，どちらでもない普通の場合は"中"，悪い場合には"散"とする．一定の訓練を積めば誰もが判断できるようになる．注意点として，指尖に意識を集中するのではなく，身体全体または胸の変化で"落ち着いた感じがする場合は収"，逆に"落ち着かない感じがする場合は散"の反応であることに留意すると，上達が早くなる．このテストの特徴の1つ目は一人でできること，2つ目は"中"普通（どちらでもない）・適・不適の3段階に鑑別できることである．

先の脈診も，自身のからだに良い場合は脈の状態（脈状やリズム）が良くなり，悪い場合は脈の状態も悪くなるといった変化を示すので，脈を診ながら自身のからだにとって，良い・悪いを判断することも可能となる．さらに，筋肉が緊張するか弛緩するか，身体が前屈しやすくなるか，しにくくなるかなど，頭では理解できていない《からだ》の適・不適もすべて的確に判断している．このことからも，《からだ・こころ・あたま》を統合する必要性が理解できるかと思う．これらのセルフチェックの方法をマスターして，第7章に示した人間の6側面の調査などを行うことにより，セルフチェックができるように訓練する．

（渡邉勝之）

第9章

セルフケアの実践

I．手で行うセルフケア

> **ポイント**
> 1. ツボ療法：全身に361穴あるツボを活用した，セルフケアの実践
> 2. 耳穴療法：耳介を全身の縮図として捉える，セルフケアの実践
> 3. リフレクソロジー：手や足を全身の縮図として捉える，セルフケアの実践

　東洋医学における代表的な治療法には，鍼灸（しんきゅう）・湯液（とうえき）・推拿（すいな）・気功（きこう）がある．また，西洋で行われている手技療法においても，局所のポイント（点）やゾーン（面）を全身の縮図として捉える方法がある．本項では，手で行うセルフケアの方法を紹介する．

　「ツボ（点）・経絡（線）・反射区（面）」と呼ばれる特定の部位に適刺激をすることで，自己治癒力（core）を活性化させる．特別な薬や専門の治療者の力を借りず，セルフケアに親しみを持ち，病気になりにくい生活を送ることを「養生（ようせい・ようじょう）」という．東洋医学においては，養生を実践して，病気の予防に努めることは治療にも勝ると考えられている．

コラム11：ツボ（点）・経絡（線）・反射区（面）

○**ツボ（点）**：気の出入口である．身体の状態により，大きくなったり小さくなったり，また深くなったり浅くなったりと，様々な変化を示す．健康体に近づくと，小さく・浅く，病体になると逆に大きく・深くなる．さらに，少し場所が移動する場合もあり，まさしく生きている点として日々の健康状態と合わせて，観察すると大変興味深い．

○**経絡（線）**：気の流れるルートである．古代の人々は，「気」を印性（印知感覚）と感性（共通感覚）を用いて認識し，医療に応用して，古典医書に書き残してくれている．しかし，現代人は五感がすべてだと思い込んでいて，使っていないので，人間なら誰もが有している印性・感性が眠っている状態となり，気を感じることができない人が大多数となっている．しかし，セルフケアを実践するためには，自身の《からだ》の声を聞いて，日々の生活を過ごすことが基本となるため，この気感を再獲得するのが，本書の狙いである．

○**反射区（面）**：耳介や手足に限らず，腹部などの部分に全体が縮図として宿っているという，「部分即全体」というホロン構造的な観方である．そのような観点で，手掌・足底・耳介・腹部などを診ると，確かに関係性が存在することが認識できるようになる．是非，日々のセルフケアに活用して頂きたい．

1. ツボ療法

(八尋優子)

「ツボ」は一般的に，1×1 cmほどの範囲で，押すと気持ちが良く，健康増進に効果がある身体の一部分のことをいう．「経絡」[*1]と呼ばれる気の流れるルート上に所属する「ツボ」は全身に361穴あり，それらを総称して「経穴」や「腧穴」と呼んでいる．

家庭でできるセルフケア法には，自分の指で押すほか，刺さない鍼（鍉鍼）を用いたり，手で撫でることでも刺激ができる．また，市販の灸を据えるという方法もある．

何か症状がある時は，それに効果的なツボを選んでお灸などで手当てを施す．また，特に症状がない時も，一日を良い気持ちで過ごせるように心身の手入れを行う．「毎日必ずこの時間に！」と神経質になるよりも，ゆっくりとした気持ちのときに実施するのが良い．

1)「ツボ」の見つけ方

専門家が見つける際は，骨や筋肉を指標に，「骨度法」[*2]を用いて各人の体格に合わせて「ツボ」の場所を見つける．しかし，本書では「同身寸法」を用いた簡単なツボの見つけ方を紹介する（図35）．

ツボ押しの際は，皮膚に対して垂直にゆっくりと圧をかけ，痛くなる手前で再びゆっくりと圧を抜く．気持ちを込め，じっくりと3～5回押すと良い．

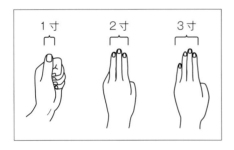

図35 同身寸法
本人の指の一部の長さをものさしとして，ツボを見つける方法（陰陽論に合わせ，男性は左手，女性は右手を用いるべきと言われている）．

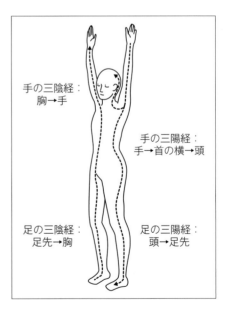

図36 経絡の方向

[*1] 経絡：東洋医学でいう「気」の通り道のことで，正経十二経脈と奇経八脈が代表的．
[*2] 骨度法：身長を7尺5寸と定め，部分ごとの長さを割り出し，いくつかに等分して，「ここから何寸（何等分）」という表現でツボの位置を決める方法．各人の体格に合わせたツボの位置を見つけることができる（寸や尺という単位を使っていても尺貫法の寸や尺ではない）．

撫でる方向は経絡（図36）に沿って行うと気の巡りが良くなる．ベビーマッサージや小児鍼にもこの方向が応用されている．

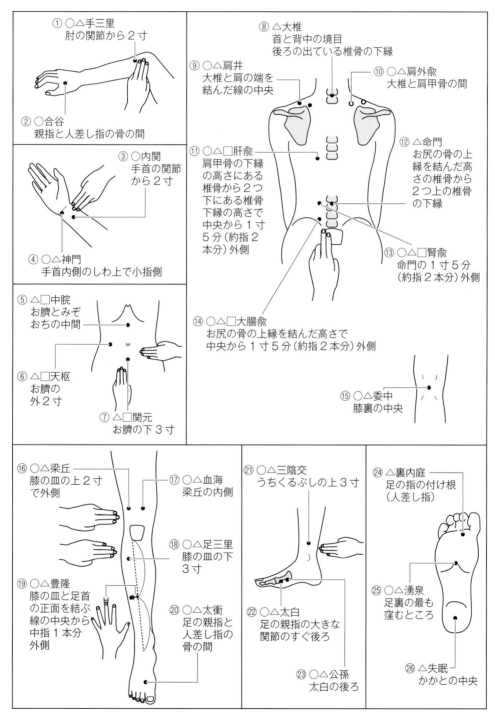

図37 セルフケアに用いやすいツボ26穴
○：ツボ押し向き／△：小さな灸（知熱灸や台座灸）向き／□：大きな灸（棒灸や箱灸など）向き

表5 症状別ツボ組み合わせ

症状	効果的なツボ
（1）毎日の養生穴	②合谷・⑤中脘・⑦関元・⑱足三里・㉕湧泉
（2）肩こり	①手三里・⑨肩井・⑩肩外兪
（3）頭痛	②合谷・⑧大椎・⑨肩井
（4）腰痛	⑫命門・⑬腎兪・⑮委中
（5）吐き気	③内関・⑤中脘・㉓公孫
（6）便秘	②合谷・⑥天枢・⑭大腸兪
（7）下痢	⑦関元・⑱足三里・㉔裏内庭
（8）イライラ	②合谷・⑪肝兪・⑳太衝
（9）むくみだるさ	⑱足三里・⑲豊隆・㉒太白
（10）不眠	③内関・④神門・㉖失眠
（11）胃痛	③内関・⑤中脘・⑯梁丘
（12）月経痛	②合谷・⑰血海・㉑三陰交

※各ツボの番号は図37のツボの取り方に対応．

2) セルフケアに用いやすいツボ26穴

効果が明瞭で，場所を見つけやすいツボを紹介する（**図37**）．

3) 症状別のツボ

身近な症状とその改善に効果的なツボの組み合わせを紹介する（**表5**）．

2. 耳穴療法

(八尋優子)

耳介にある，全身の各臓器に呼応する点のことを耳穴という．全体が局所に縮図化されていると考える「反射理論」のなかで最もポピュラーである．東洋医学古典の『黄帝内経』には，「視耳之好悪以知其性」（耳を見ると其の人の健康状態がわかる），「耳者宗脈之所聚」（耳は経絡が密集している）と記載されている．また，ヨーロッパでも民間療法として長い歴史があり，フランスのポール・ノジェ博士は耳介と胎児の相関性（**図38**）に興味を持ち，1956年に耳介反応の生理解剖学的研究をまとめて「耳針穴位図」を発表している．

1) 耳穴配置図

現在，耳穴の配置図には中国式とフランス式の2種類が流通している（**図39**）．

また，耳穴刺激は施術が短時間で簡単に行えることも大きな特徴で，欧米ではNADA（National Acupuncture Detoxification Association）の提唱した5NP（five needle protocol）によって，薬物依存症の離脱症状やPTSDによるパニック症状の治療が可能であると知られ，耳鍼は緊急時の医療として広まっている（**図40**）．

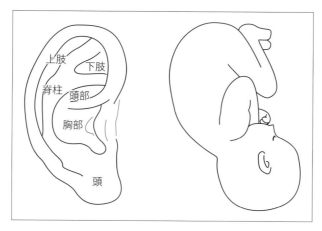

図38　耳介と胎児の相関図

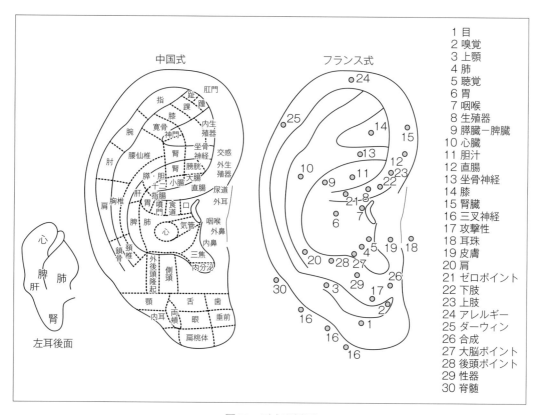

図39　耳穴配置図

2) 耳穴の刺激方法

耳穴は，対応する臓器の状態を表すため，「耳穴に充血があると対応する臓器に炎症がある」というように診断の手掛かりにもなる．何らかの異常が目視でき，その部位が治療点にもなるため，シンプルで養生に用いやすい．

鍼灸院では鍼の施術を受けることができるが，セルフケアとしては，先の尖っていないもので押して，過敏点を調べてから，特に痛みの強い点を念入りに刺激する．また，金属の粒や植物の

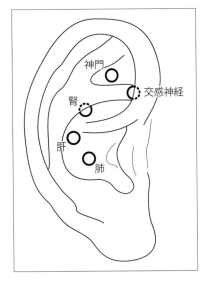

図40 NADAの5NP

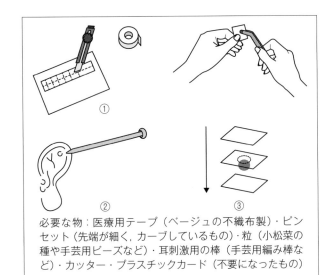

図41 耳穴刺激の方法

表6 目的別耳穴部位

目的	耳穴
禁煙	神門・肺・口
ダイエット	飢点・神門・内分泌・腎・大腸・肺・胃

種を貼りつけることで数日間効果を持続させることができる（**図41**）．

耳への粒の貼り方

① プラスチックカードに医療用テープを貼り，カッターで7mm×7mm程度に切れ目を入れておく．
② 鋭利でない棒の先端を使って，同じ強さで耳をまんべんなく押す．特に痛みの強い部分を強く押して印をつけておく．
③ ①で作った小さなテープをピンセットで1枚取り，中央に粒を載せ，②でみつけた部分に貼りつける．はがれないように，指で圧迫する．

※粒を載せたテープの上下に1枚ずつ，何も載せていないテープを貼ると，肌がかぶれにくく且つテープがはがれにくくなる．

効果を高めるために，過敏点を挟むように耳の両面から刺激することもある．鏡を見ながらひとりでもできるが，誰かに手伝ってもらうことで，より正確に行える．同じ部位への貼付は最長でも1週間にとどめ，痒みや痛みなどがあればすぐにはがして中止する．

反応点に限らず，目的に応じて耳穴を選んで刺激することもある．代表的なものは禁煙とダイエットである．（表6）

3. リフレクソロジー

(髙山優子)

リフレクソロジーの原型は，20世紀初頭の米国で，医師ウィリアム・フィッツジェラルドにより，「ゾーン・セラピー（区域療法）」として確立された．ゾーン・セラピーでは，全身を，足趾・手指の爪先から頭まで左右それぞれ5つずつ，併せて10の縦軸に沿った区域（第1指がゾーン1，第2指がゾーン2となり，第5指のゾーン5まで）で分けて考える（図42）．リフレクソロジーの基礎となる理論と技術は，ゾーン・セラピーをもとに，理学療法士ユーニス・イングハムによって確立された．リフレクソロジーでは，足や手に全身のすべての構造や器官が，解剖学的な位置と一致して鏡像のように反映されていると考え，それぞれの構造や器官に相当する部位を「反射区」と呼ぶ（図43，44）．

1) 効　　果

足や手の反射区への刺激による効果として，まず末梢部分の血液やリンパの流れの改善が挙げられる．特に足の場合，重力の作用によって循環が悪くなりやすく，冷えやむくみの原因となる．足の反射区への刺激は，末梢の循環不全を改善し，新陳代謝を活発にする作用をもつと考えられる．また，西洋式リフレクソロジーでは道具を用いず，手のみで刺激を行い，痛みを感じるような強い圧を加えない．手を介して適度に刺激されることによって得られる「心地よさ」が，心身の緊張をほぐし，ストレスを軽減させる効果をもたらすと考えられる．

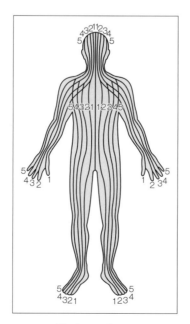

図42　5ゾーン

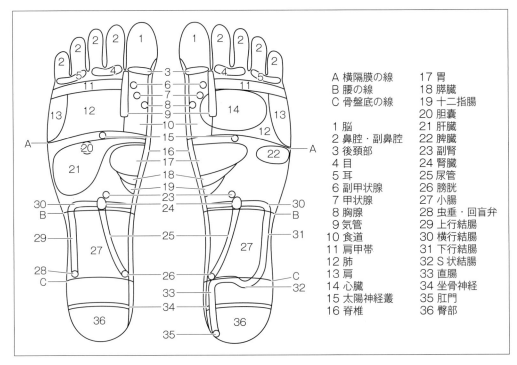

図43 足底の反射区

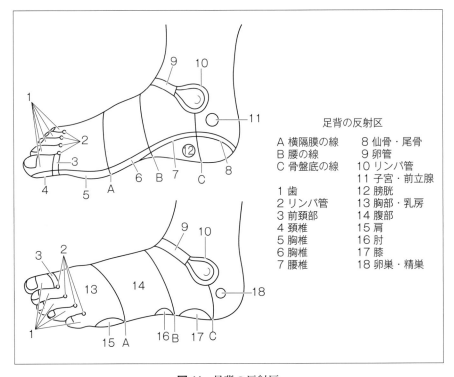

図44 足背の反射区

リフレクソロジーでは，縦軸に走るそれぞれの区域（ゾーン1からゾーン5）には生体のエネルギーが流れており，その流れが滞ると様々な症状となって身体に現れると考える．治療の目的は，反射区を刺激することによって，対応する構造や器官のエネルギーの滞りを改善し，全身のエネルギーのバランスを整え，身体に備わっている自然治癒力を助けることにある．

2) 方　　法

リフレクソロジーでは，縦軸に走る5つのゾーンのほかに，横に走る3つの線で足や手を4つの区域に分ける．この3つの横軸の線は，反射区を特定するのに役立つ．1番目は，「A 横隔膜の線」であり，足の場合，第1中足趾節関節の直下から第5中足趾節関節の直下を通る線となる．2番目は「B 腰の線」であり，第5中足骨底の隆起が目安となる．3番目は「C 骨盤底の線」であり，土踏まずと踵の間の境に当たる．

基本的な刺激方法は，「いも虫の歩行（caterpillar walk）」と呼ばれる指の動かし方によって行われ，母指あるいは示指の指腹を用いる（**図45**）．母指の場合はIP関節（指節間関節），示指の場合はDIP関節（遠位指節間関節）を曲げて皮膚を軽く押し，次に指を伸ばしながら指尖の方向に向かって指を3～5 mmほど滑らせる．そして再び関節を曲げてその部位の皮膚を軽く押し，また指を伸ばしながら指尖方向に滑らせることを繰り返す．

3) セルフケアのやり方

(1) まず右足から始める（**図46**）．

① 太陽神経叢の反射区の刺激

足底の第1中足趾節関節の直下（「横隔膜の線」に当たる）に右手の母指を置き（指尖は第5趾向き），「横隔膜の線」に沿って第2趾まで刺激し，第2趾と第3趾の間で母指の先端を足趾側に向け，太陽神経叢の反射区を3回押す．そのあと，母指の指尖を再び第5趾側に向け，第5趾まで刺激する．

② 横隔膜の線から足趾までの反射区の刺激

第1中足趾節関節の直下（「横隔膜の線」に当たる）に右手の母指を置き（指尖は上向き），そこから母趾の先端に向かって縦方向に刺激する．同様に「横隔膜の線」から足趾の先端までの領域をすべてカバーするように，第2趾～第5趾の順に刺激する．

③ 横隔膜の線から踵までの反射区の刺激

第1中足趾節関節の直下（「横隔膜の線」に当たる）に右手の母指を置き（指尖は第5趾向き），そこから第5趾に向かって横方向に刺激する．同様に，踵の端までの領域をすべてカバーするように横方向に刺激する．

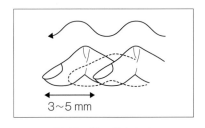

図45 指の動かし方

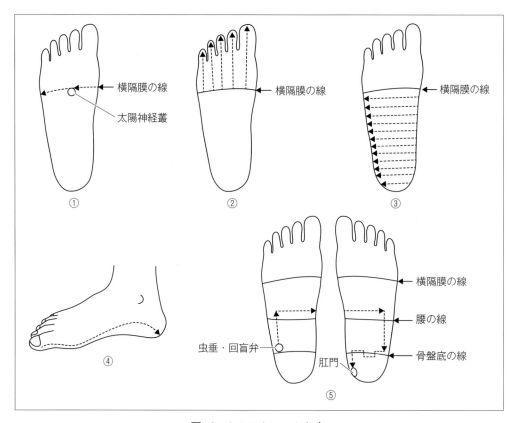

図46 セルフケアのやり方

④ 脊椎の反射区の刺激
　母趾の内側爪甲根部に左手の母指を置き（指尖は下向き），そこから骨に沿いながら踵の端に向かって刺激する（※脊椎の反射区に当たるため骨に沿うことが重要）．
(2) 左足を同様に刺激する（①～③は左手の母指，④は右手の母指を使う）．
(3) 大腸の反射区を刺激する（図46⑤）．
　右足の土踏まずと踵の境（「骨盤底の線」に当たる）の直上で，第4-5趾の間に左手の母指の先端を上向きにして置き，虫垂・回盲弁の反射区を3回押す．次に，上行結腸の反射区に沿って第5中足骨底の隆起（「腰の線」に当たる）を超えたところまで縦方向に刺激した後，指尖を右向きに変え，横行結腸の反射区に沿って横方向に刺激する．続いて，左足の横行結腸の反射区を左手の母指で横方向に刺激する．第4-5趾の間に来たら右手の母指に変え，指尖を下向きにして下行結腸の反射区に沿って縦方向に刺激し，「骨盤底の線」の直上で指尖を左向きに変える．そのままS状結腸の反射区に沿って刺激し，踵の内側端まで来たら指尖を下向きに変え，踵の端に向かって縦方向に刺激し，最後に肛門の反射区を3回押す．（図46⑤）
(4) 仕上げとして，(1)①と同様に，太陽神経叢の反射区を刺激する（右足，左足の順）．

〈ポイント〉
- 痛みを感じるような強い圧を加えないように注意する．
- 大腸の反射区を刺激することにより，老廃物の排泄を促し，新陳代謝を活発にする．
- 太陽神経叢は，横隔膜の直下にある交感神経の集合体であり，左右の交感神経が正中で合体してあたかも太陽が光を発しているようにみえるため，このように呼ばれている．治療の最初と最後にこの反射区を刺激することにより，自律神経系のバランスを整えることができる．

まとめ

　本項では，経絡理論に則った「ツボ療法」と反射理論に則った「耳穴療法」・「リフレクソロジー」を紹介した．これらは，大きな自然界の中に生きる小さな生命体に内在する，自らを律して良い方向へ伸びる「自律機能」すなわち《自然治癒力：CORE》と《自己治癒力：core》を利用した養生法である．セルフケアは無理なく継続できることが重要である．

セルフケアの実践

Ⅱ．物を用いたセルフケア

ポイント
1. お灸療法：知熱灸（直接灸），台座灸（間接灸），棒灸の仕方
2. アロマテラピー：芳香浴法・沐浴法・湿布法・吸入法・塗布法・清拭法
3. セルフケア（自助）から共助へ（気の共感・共振）

1．お灸療法

(八尋優子)

　お灸は，「もぐさ」を皮膚上で燃やして（「据える」という）ツボを温める治療法である．特徴的な効果として，増血作用・止血作用・免疫作用が知られている．

　灸治療に用いる「もぐさ」は，草餅に使う蓬の葉裏にある白い部分を集めて乾燥させたもので，燃やした時の煙が少なく，温度も高くなりすぎないため，お灸療法に適している．

　もぐさを細長い紙縒り状にして，米粒ほどの大きさにちぎり，一つずつ皮膚の上で燃やすのが基本的な方法である．その他に，一人でも簡単にできる台座の付いたもの，広い範囲を温める大きなものなど様々なお灸があり，薬局や鍼灸治療院の店頭・ウェブサイトから購入できる．

86　第9章　セルフケアの実践/Ⅱ．物を用いたセルフケア

〈お灸の据え方〉
　水を入れた小鉢を用意し，しっかりと消火できるように準備しておく．熱いと感じたらすぐに取り除いて中止する．背中など届かない所はひとりで行わず，必ず誰かに協力してもらう．代表的な3種類の灸法を紹介する（図47）．
(1)　「知熱灸（直接灸）」基本的なお灸の据え方（難易度★★★）
　①　左手で小豆大の量（約5壮分）の良質もぐさ*を取り，親指を左右に動かして

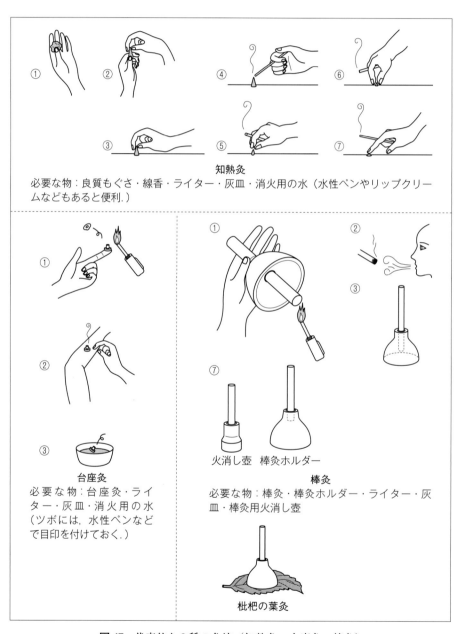

図47　代表的な3種の灸法（知熱灸・台座灸・棒灸）

＊良質もぐさ：純度が高く，燃焼温度が低いもぐさ．

直径約 2.5 mm の細い紙縒り状にする．
② 先端をつぶさないように 5 mm 分だけ，右手でつまみとる．
③ 倒れないようにツボに置く．（このとき皮膚に水性ペンやリップクリーム・紫雲膏で印をつけておくと倒れにくい）．
④ 線香で点火する．（線香の灰を落として，皮膚に火がつかないように手早く行う）．
⑤ 右手の親指と人差し指の先端を三角にして，目を離さず，近くでじっと構える．
⑥ 8分目（炎と皮膚の距離が 1 mm くらい）まで燃えたら，右手を屋根のようにかぶせて，酸素を無くすと火が消える．
⑦ 灰をつぶして，お灸を重ねて据える．

ひとつのツボに①～⑦を 1 回・3 回・5 回[*1] 繰り返す．
最後まで終わったら，濡れたティッシュで優しくふき取る．
線香の火を消して，灰皿も水で流して片づける．

(2)「台座灸（間接灸）」（難易度★☆☆）
① 台座灸から剥離紙をはがし，左手の人差し指に貼る．
② ライターで点火してからツボに置く．
③ 温かさが無くなったら皮膚からはがし，消火用の水に捨てる．（熱さのピークの後 1 分程は温かさが持続する）．ひとつのツボに 1 回・3 回・5 回繰り返す．

(3)「棒灸」（難易度★★☆）
① 棒灸を棒灸ホルダーにセットして先端を長めに出した状態で，点火する．息を吹きかけながら先から 1 cm までが赤くなるまでしっかりと燃やす．
② 棒灸を棒灸ホルダーから上に引き出し，底面から 2～3 cm 離れるようにセットする．
③ ツボと棒灸の中心がずれないように位置を確認しながら，皮膚上に置く．
④ 熱が弱いと感じた時は，棒灸の先端を皮膚に近づけたり，先端の灰を落としたり工夫する．
⑤ 気持ち良い温かさになったら上下左右に 1 cm ずつほどずらしながら，目的のツボの周辺を温める．（お臍の周辺など，広い範囲を温めるときは 2～3 cm ずつずらしてもよい）．
⑥ 1つのツボを 5 分程（移動しながら）温めたら次のツボに移動する．
⑦ 最後まで終わったら，棒灸を火消し壺に挿して消火する[*2]．

＊枇杷の葉灸[*3] にも，棒灸ホルダーを用いると便利．

[*1] お灸の回数：陰陽論で奇数は陽に属するため，熱を加えるお灸は，奇数回行うと良い．
[*2] 棒灸の消火：棒灸ホルダーの首が長いタイプの物は，火のついた先端部分を首の中に納めることで消火できる．
[*3] 枇杷の葉灸：疼痛や悪性腫瘍の緩解に効果があると言われ，民間療法として親しまれている．葉を水洗いし，表面の水滴をふき取り，人肌に温めてから葉の表面（緑色）を患部に載せ，その上から棒灸で患部を温める．枇杷の葉を介した熱と蒸気が患部に当たるように場所をずらしながら行う．大きく濃い深緑の枇杷の葉が適している．枇杷の葉灸にも棒灸ホルダーを用いると便利である．（例：http://kosuzumesai.com/で購入可能）

2. アロマで養生

(八尋優子)

　アロマテラピーは，植物から抽出された100％天然の精油（エッセンシャルオイル）を疾病の治療や予防に用いる芳香療法である．植物の香りを用いた美容法や健康法は，古代エジプト，インド，中国などでも行われており，聖書の中にも香油が登場している．

　「アロマテラピー」という言葉は1930年代に，フランスの化学者ルネ・モーリス・ガットフォセによって広められ，近年では，日本の医療分野でも用いられるようになっている．

1）精油の利用法

　アロマテラピーは，大きく，芳香浴法・沐浴法・湿布法・吸入法・塗布法・清拭法という6種類の利用法に分ける事ができる（**表7**）．

2）症状別の使い分け

　症状別の精油と利用法の組み合わせ例を紹介する（**表8**）．

　精油は種類が多く，使用期限が短いものもあるため，何から揃えるべきか悩んでしまう．まずは，比較的安価で，多くの人に好まれる精油を3～5種類揃え，その後，勉強を深めて微妙な違いにこだわって楽しむとよいだろう．

　初心者にお勧めの精油5種類（ラベンダー，ペパーミント，ベルガモット，ゼラニウム，ユーカリ）を**表9**に示す．

表7　精油の利用法

利用法	特徴	具体例
芳香浴法	精油を空気中に拡散させ，香りを楽しむ．	・精油を1滴落としたハンカチを持ち歩く． ・芳香拡散器を用いて，部屋に香りを拡散させる．
沐浴法	湯に精油を滴下して，全身もしくは一部を浸ける．	・全身浴法（湯船に5滴以下） ・半身浴法（みぞおちまでの湯量に3滴以下） ・手浴法（洗面器の湯に3滴以下） ・足浴法（たらいやバケツの湯に3滴以下）
湿布法	水や湯に精油を滴下し，タオル等を浸して絞り，患部に当てる．	・精油は1～3滴． ・急性トラブルには冷湿布法． ・慢性トラブルには温湿布法．
吸入法	湯や布などに滴下した精油成分を積極的に吸入する．	・精油は1～3滴． ・呼吸器系の乾燥時には蒸気吸入法を行う．（咳の出るときや喘息発作時には行わない）
塗布法	精油を希釈した植物油を塗布する．	・精油の希釈濃度は1％以下． ・スキンケアや筋肉をほぐすトリートメントを行う．
清拭法	清拭用のタオルを濡らす湯に，精油を落とす．	・精油は1～3滴． ・入浴が出来ない状態の時に体の汚れを落として清めるために拭く．

表8 症状別精油の利用法

症状	精油	利用法
精神的ストレス・疲労	ペパーミント・ベルガモット・スイートオレンジ	芳香浴法
食欲の異常亢進	グレープフルーツ	芳香浴法・吸入法
緊張・不眠	ラベンダー・ローズ・ゼラニウム	芳香浴法・沐浴法
風邪のひき始め	ジンジャー・ペパーミント	沐浴法
のどや鼻の症状	ユーカリ・ペパーミント・ローズマリー	芳香浴法・吸入法・塗布法
頭痛	ペパーミント・ラベンダー・ローズマリー	芳香浴法・塗布法
悲しみ	ペパーミント・スイートオレンジ・ラベンダー	芳香浴法・塗布法
胃痛	ペパーミント・カモミール	温湿布法
吐気	ペパーミント・スイートオレンジ・ジンジャー	温湿布法
便秘	スイートオレンジ・ペパーミント	温湿布法・塗布法
細菌・ウイルス感染	ティーツリー・ユーカリ	芳香浴法・清拭法
害虫	レモングラス・ゼラニウム	芳香浴法・塗布法
筋肉のこりや痛み	パイン・ラベンダー・ローズマリー	(温/冷) 湿布法・沐浴法・塗布法
打撲	ラベンダー	冷湿布法
むくみ	ジュニパー	塗布法
神経痛	カモミール・ゼラニウム・ラベンダー	沐浴法・温湿布法・塗布法
時差ボケ	ローズマリー	吸入法
女性ホルモンのアンバランス	ローズ・イランイラン・ゼラニウム・クラリセージ	芳香浴法・沐浴法・塗布法

表9 初期購入推奨精油

精油	香りの特徴	代表的な効能
ラベンダー	やさしい花の香り	鎮痛・鎮静
ペパーミント	清涼感のある香り	健胃・止嘔・鎮静
ベルガモット (ベルガプテンフリー*)	爽やかな柑橘の香り	憂鬱やイライラ解消
ゼラニウム	ローズに似た甘い花の香り	女性ホルモンの調整
ユーカリ	すっきりとした樹木の香り	呼吸器系の不調解消

* ベルガプテンフリー：紫外線に当たってもシミにならない加工．ベルガプテンを含む柑橘類の精油に施される．

表10 身近な症状への精油ブレンド比率とツボ

	ラベンダー	ペパーミント	ベルガモット	ゼラニウム	ユーカリ
憂鬱や悲しみ	2		1	1	
	③内関②合谷⑬腎兪				
緊張や不眠	3			1	
	④神門㉖失眠③内関				
集中力低下		1	1		2
	⑳太衝②合谷⑪肝兪				
婦人科疾患	2		1	2	
	㉑三陰交⑦関元⑰血海				
呼吸器疾患		1	1		2
	⑨肩井⑩肩外兪				
頭痛や肩こり	2	2			
	①手三里⑨肩井⑩肩外兪				
胃痛や吐気	1	2	1		
	③内関㉓公孫⑤中脘⑯梁丘				
虫よけ		1		3	

＊ツボの番号・部位は，図37において紹介している通りである．

この5種類で身近な症状に対応できるブレンド比率と，トリートメント時に刺激することで相乗効果を期待できるツボを紹介する（**表10**）．トリートメントオイルにブレンドする精油は，ベースオイル10 mlに対して体用で8滴まで，顔や首用で4滴までを上限とする．

3) オイルトリートメントの実践

塗布によるトリートメントは，お風呂上がりなど，体表の汗や汚れを落とした状態の方が成分の浸透が良い．オイルは長時間置くと酸化臭がするため，普段使いのタオルとは別に，オイルトリートメント用のタオルを用意すると良い．自分の足へのオイルトリートメントを例として，基本の手順を紹介する（**図48**）．

〈基本のオイルトリートメント手順〉
① オイルを両手でこすり合わせ，よく温める．
② 手のひら全体を密着させて足全体に塗り広げる．
（矢印の方向を意識して3回ほど撫でる．全面は上から下，後面は下から上）
③ ツボを意識して押しながら②を3回繰り返す．
④ 両手の親指で膝下の筋肉をほぐすように動かしながら足首まで移動．足の甲は指の骨の間を足先に向かって強めに撫でる．
⑤ あぐらをかいて，ツボを重点的に足裏を揉む．足首の後ろも揉み，足首から太ももの裏まで強めに撫で上げ，膝裏のツボを押す．
⑥ ②の動きを3回行い，ホットタオルでオイルをふき取る．

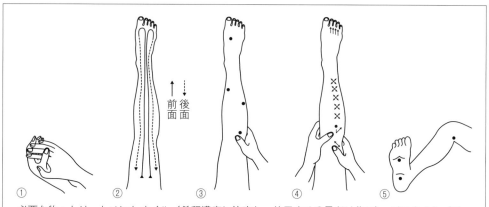

図48 自分の足へのオイルトリートメント

　このように，セルフケアとして自分の足に行うほか，家族や親しい友達と手当てをし合ったり，介護や看護での清拭に精油を用いると，お互いに気持ちよくコミュニケーションができる．気の出入口である「ツボ」や気の流れるルートである「経絡」も念頭において，お互いに気を感じ，共感・共振ができれば，自助だけではなく共助にも繋がる．

セルフケアの実践

Ⅲ．看護領域におけるセルフケア

> **ポイント**
> 1. リラクセーション法の種類と適用・効果
> 2. タッチを取り入れる

1．心身相関を高めるリラクセーション法

1）なぜ今リラクセーションが必要なのか

　社会が複雑化し仕事が組織化されるほど，人と人との付き合い方も難しくなり，さまざまなストレスを抱え込む状況にさらされると警鐘を鳴らしたのは，アメリカの精神生理学者であり，リ

ラクセーション法（筋弛緩法）を開発したE.ジェイコブソンである[71]．彼は，個々人のストレスに満ちた生活が社会全体に蔓延することになると，人々が半病人のようになってしまい，アメリカ社会そのものが成り立たなくなると危惧している．

ハンス・セリエの「汎適応症候群（はんてきおう）」が示している通り，動物は，身の危険を感じ「逃げるか闘うか」というような時（つまりストレス状況下）には，緊張して交感神経活動が高ぶり，コルチゾールなどのストレスホルモンやアドレナリンが分泌される．しかし，多くの動物は，その状況から脱出するとすぐに元のように落ち着いた状態にもどる．つまり，副交感神経活動が高まってきて，自律神経活動のバランスを取り戻すことができる．しかしヒトの場合，目の前から危険が去った後にも，繰り返して不快な体験，例えば，便利な生活技術を使いこなせない，個人情報の漏えいに晒されているという危険，友人や上司との気まずい口論の場面，あるいは，病気がどんどんよくない方向に進んでいくという予期不安などを想像してしまい，その様子を反芻（はんすう）するという思考パターンを繰り返す．その結果，持続的に緊張状態を長引かせてしまう．その状態が長引くと，イライラと不安感がつのり，熟睡できず，慢性的な疲労感や注意散漫な状態を生み出してしまう．病気の時には，痛みの感じ方が増強されたり，治療そのものに専念できないという事も起こる．ストレス過剰の現代社会の状況に加えて，高度に発達した人間特有の大脳の働きによって，過去を振り返り未来を予測した時に，自分で自分を不安に陥れてしまうという思考パターンをとってしまうと，そのストレスはますます増幅していくことになる．

2）自律性調節系の働きを調え，心身相関を高めるリラクセーション法

身体とこころは一体になって機能しているので，気持ちの変化はそのまま身体の働きに反映される．心地良い快適な気持ちの時にはリラックスした反応を，不快な拒否的な気持ちの時には，ストレス反応をもたらす（図49）．次つぎに襲い掛かるストレッサー（ストレスの原因）によって，そのバランスが崩れてしまい緊張状態が続くことで，身体的にも健康の不調を感じるようになる恐れもある．

リラクセーション法は心身の状態をコントロールして，生体内部の調った状態を積極的・意図的に作り出す方法である．この技法によって，生命活動の調節系ともいえる自律性調節機構（視床下部-ホルモン分泌系・自律神経活動・免疫の働き）を調えるとともに，情動・感情などが落ち着くという精神心理的な反応をもたらすことができる．つまり，心身相関が高まり，心身共に

ストレス反応		リラックス反応
緊張	……………筋肉……………	弛緩
増加	……心臓や骨格筋の血流……	減少
増加	……………心拍数…………	減少
上昇	……………血圧……………	低下（安定）
収縮	……皮膚や胃腸の血管……	拡張
冷たく汗ばむ	……………手足……………	暖かくさらさら
速波（β波）	……………脳波……………	徐波（α波θ波）
覚醒イライラ	…………脳内ホルモン………	静穏快感
コルチゾール・顆粒球	………ホルモン・免疫………	リンパ球・免疫グロブリン・NK活性
増加	……………基礎代謝…………	減少

図49　ストレス反応とリラックス反応は逆の反応

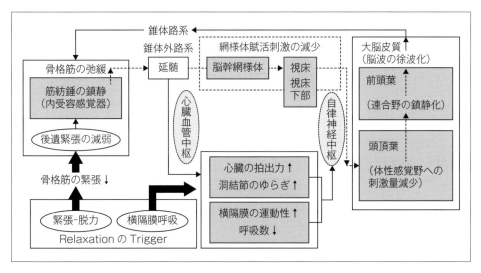

図50 呼吸と筋弛緩法による作用機序モデル
リラクセーションの機序（骨格筋‐神経調節システムから）：意図的な骨格筋の緊張‐脱力により後遺緊張の減弱した状態を知覚する

健康な状態を取り戻すことができる．音楽や香，自然映像などはリラックス感をもたらすので，リラックスのために補助的に使うことができるが，より積極的な働きかけを自ら行う取り組みとして，リラクセーション法を活用することができる．呼吸法と筋弛緩法の作用機序を示すと**図50**のようになる．昼間の活動中には，ストレス反応をコントロールしながら積極的に働き，休息時や夜間などは，十分にリラックスしてゆったりとした心身の状態を維持するというように，柔軟にバランスを取って一日を過ごすことが大切である．深くぐっすりと眠ることで，修復力のもとになる夜間のエネルギーの蓄積や組織の修復，細胞の再生が進むことが知られている．無用な緊張状態から身体全体を開放する時間を確保することが必要である．

3）リラクセーション法の種類と方法

リラクセーション法として，①呼吸法，②筋弛緩法，③自律訓練法，④イメージ法，⑤瞑想法などをあげることができる．それぞれの特徴を紹介する．

(1) 呼 吸 法

これは伝統医学として古くから中国医学で取り上げられていた叶納術（とのうじゅつ）にもとがあると言われているが，代替療法としてアメリカの看護界で取り上げられたことをきっかけに見直されてきた．呼吸は，外界と身体内部との調整の基本であり，いのちの活動の基本である．誰にとっても意識にすら上らないものであるが，興奮・緊張状態は，呼吸速迫を引き起こす．ストレスにより無意識に呼吸が上がりすぎると過呼吸症候群になることが知られている．なぜ過呼吸になるかというと，緊張のあまり息を吸い込むことにとらわれすぎて浅い息になり，深く吐くことができなくなる結果である．過呼吸ほどではなくとも，多くの人が緊張により呼吸が浅くなるという体験をしている．そこにはこころの状態が反映されている．そのようなときには，ゆったりとした呼吸を意識的に取ることで，簡単に落ち着きを取り戻すことができる．この時に，気持ちを呼吸そのも

のに集中させて，少しだけ吐く息を長くしてみることである．長めの呼気は，気持ちの落ち着きを取り戻してくれる．横隔膜を使った腹式呼吸（下腹部まで息を吸い込み吐き出す）は，副交感神経活動を有意にする働きがあり，自然にリラックスした身体の体制が調ってくる．この呼吸法はすべてのリラクセーション法の基本である．

(2) 筋弛緩法

全身の骨格筋は，精神心理的なストレスによって無意識に緊張するということを実験的に確かめることから，筋弛緩法を開発したのが，E. ジェイコブソン[71]である．全身の骨格筋を16の筋群に分けて，一部位ずつ緩めていく方法である．緩んだ時の感覚を確かめながら，リラックスした時の心地良い感覚と安心感を味わう練習を繰り返す（能動的筋弛緩法）．その練習を通して，無用な緊張を抱え込んでしまうという身体の良くない習慣を取り除いていく．目安として3か月くらい繰り返して練習していくと，いつの間にか習慣化してくる．実際に毎日の練習に16の筋群を緩めるという取り組みは，時間的にも大変であることから，9筋群，4筋群にまとめて練習する簡略法もある．慣れてきたら，緊張させずに弛緩のみを行う方法（受動的筋弛緩法）をとることもできる．

(3) 自律訓練法

筋弛緩法が末梢の骨格筋の弛緩感覚を作り出して，その身体感覚を味わいながら全身を緩めていくのに対して，自律訓練法は大脳で自己暗示（四肢の末梢が重たい・温かいなど）しながら，リラックス感を体験していく方法である[72]．「呼吸が落ち着いている」という背景公式をもとに，手足の先が，「重た～い（重感練習）」「温か～い（温感練習）」というように練習していくと，本当に頭の中で描いたように，筋肉が緩んだ時の重たい感覚（温かい感覚）が引き起こされてくる．腹・心臓・肺・額などの6つの基本公式のうち，手足の重感練習と温感練習だけでも十分にリラックス感を体験できる．

(4) イメージ法

なにかの場面を想像したり，その時の目の前の出来事により，頭の中にはイメージが沸き起こる．その場の状況や過去の体験により誘導されるイメージによって，身体が即座に反応していることに普段は気づかいことが多い．注射針で皮膚を突き刺されるという嫌な・恐怖のイメージを描くことで（実際には針を突き刺していないにもかかわらず），痛みに関連した脳の部位が活性化するというfMRIによる実験がある[73]．それとは逆に，良い・安全で安心なイメージを使って，体中にリラックス感をもたらす方法がイメージ法である．美しい穏やかな風景（視覚），気持ちの良い風（触覚），小鳥の声や小川のせせらぎの音（聴覚），良い草花の香り（嗅覚）といった自然のなかにある，好きな，気持ちの良い感覚を引き起こすようにイメージしていくことがポイントである．セルフイメージ法と誘導イメージ法があるが，プログラムされた誘導イメージ法のCDなどを使うこともできる．

(5) 瞑　想　法

　アメリカの精神医学者であるH.ベンソン[74]は，伝統医学の中で取られている瞑想の体験者が到達する深い鎮静状態を，医学的にリラクセーション法として活用できると提案した．瞑想法を行っているときには，疲労時に蓄積されるといわれる乳酸値が減り，血糖値も落ち着く．睡眠中よりも格段に深い塾睡状態が得られるという実験結果を紹介している．

　呼吸法をベースにしながら，深い鎮静状態を体験していくもので，必ずしも瞑想の修行者のような深い鎮静のレベルを求めなくても，十分にリラックスの効果を得ることができる．平井[75]も修行を積んだ禅僧と禅を初体験の学生との比較実験から，脳波の落ち着いた状態を維持できると報告している．瞑想はセルフコントロール法として注目されている．

〈練習のポイントと留意事項〉
① 静かな場所を選ぶ（慣れてくるとどこでも集中できるようになる）．
② 身体をゆったりさせるような衣服を用いる．装身具を取り外す．
③ 背もたれのある椅子で，足を床にしっかりつけられる姿勢を取る．
④ なにかにとらわれそうな時も，ただ受け流しながら，気持ちを身体の中に集中させるようにする．
⑤ 食事後は内臓に血流が集中している時期なので，食直後の1時間くらいは避ける．
⑥ 上手にやろうと思いすぎないで，自然の反応（感覚など）に任せる．
⑦ いつでも繰り返して体験を積み重ねていくことで，自分なりの身体感覚をつかむ．

〈筋弛緩法のすすめ方〉（図51）
・周りの準備が調ったら，静かに瞼を落とす（瞼を閉じてもよい）．
・数回深呼吸を繰り返して，身体の中に意識を向けていく．
・能動的弛緩法（緊張と弛緩を繰り返す）と受動的弛緩法（弛緩のみ行う）がある．
・身体の各部位の筋肉の緊張と弛緩を2回ずつ繰り返しながら進めていく．
・息を吸いながら筋肉を緊張させ，吐く息に合わせて緩めていくように行うと良い．
・ゆっくりと緩めていき，緩んだ時の感覚を確かめる（味わう）ようにする．
・最初は，手・腕から始める．
・両手を膝の上に載せておき，
・力を入れる時は，息を吸い込む（あるいは息を止めている）．吐く息とともに緩めて元に戻す（同じことを2回繰り返し，緩んだ時の感覚を確かめる）．
・適宜，自分にとって心地良い部位を選んで行うこともできる．
・慣れてきたら，緊張させないで，吐く息とともに弛緩感覚を確かめながら進める方法も試してみる．
・最後は，緩みすぎた感覚を元に戻す消去動作（手足・肩などを動かす）を行ってから，立ち上がったり，動き出すようにする．

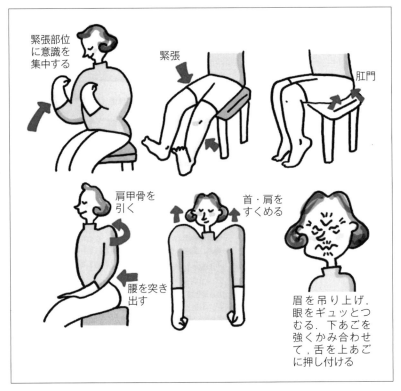

図51　筋弛緩法の動作の取り方

〈適用と効果〉
　リラクセーション法は，看護介入リスト[76]では，精神的心理的な面からのアプローチである．心身相関が調うものとして，心身の安寧・痛みの緩和に対して積極的に適用することが推奨されている．
・血圧・脈拍・呼吸が安定する
・不眠症状のある高齢者に睡眠の質の改善（寝つきやすい・夜間覚醒時の再入眠）
・化学療法中の患者に免疫の働きが活性化
・手術時の不安や痛みの軽減
・慢性痛の緩和
・リハビリ訓練時の関節の痛みが減り訓練に取り組みやすい
・気持ちが落ち着いてパニック症状を引き起こさなくなる
・2型糖尿病患者のストレスコントロールに有効

2．タッチを取り入れる

　手を使って意図的に触れること，それが意図的タッチである．触れることは，幼児や子どもの健全な成長にとってなくてはならない関わりであるだけでなく，大人や老人にとっても，心身の

安らぎと安楽を与えてくれる重要な手当てである．しっかりと触れてその人の皮膚を介して成立する身体コミュニケーションは，身体面・精神心理面，人格面においても，安心と信頼とをもたらすものである．他の人に触れられるからこそ，そこに固有の相互作用が成り立つといえるが，この事をセルフケアに使うことも大事なことである．自分でできる気持ちの良いケアを，他の人へのケアに活かすことができる．

1）自分で行うタッチ・マッサージ

皮膚の働きを調えるとともに，皮下に流れているリンパ液などの組織間液や血液の流れを調えたり，その奥にある筋肉の緊張をほぐしたりすることが大切である．触れてしっかりと掴む，皮膚および皮下組織や筋肉をもみほぐす，ゆっくりとマッサージする，関節を弛めるようにもみほぐす，軽く叩いて振動させる，などの方法を使うことができる．疲労の回復を促し，健康チェックにも役立つ．衣類の上からでも，皮膚に直接行うのも良い．ゆっくりとセルフマッサージを行うと，自分の身体をいたわるという気持ちがわいてくる．

〈セルフマッサージの進め方〉
- 上肢や下肢は，末梢から中枢に向けて，静かにマッサージする
- 手足の指先から指の付け根に向けて環状に把握するとともに，揉みほぐす
- 関節を把握しながら揉みほぐす（足首・膝・股関節・手首・肘・肩・首・後頸部など）
- 腰部および腹側部・胸側部に掌をしっかり押し当てる
- 季肋部および胸骨を下方から上方向に，軽く撫でさする
- 鎖骨に沿って中央から左右の肩峰部に向けて，押し広げるように軽くなでる
- 顔面および頭部（頭皮）を揉みほぐす

2）タッピングタッチによる安全と安寧の促進

美容院で，洗髪の後に頭皮のタッピングや肩たたきを受けたことがある人なら，気持ちよさが即座にわかると思う．タッピングタッチは，中川[77]により開発された癒しの技法である．指の腹を使って軽く弾ませるように，交互にタッチするという特徴がある．お互いにタッチし合うだけで対人関係が促進される．まさに触れて相互にケアし合うことで，親密さ，尊敬や労りを現して繋がっていく．自分の身体に，労いや親密さの気持ちをたくさん盛り込んでタッピングするとどんな気持ちが得られるか試してみよう．この感覚は体験によってしか味わえない心地良さがある．

〈ポイントと留意事項[78]〉
① タッピングの刺激は，撫ぜる（マッサージ）刺激と異なり，軽くリズミカルに行うことに特徴がある（強すぎても弱すぎても心地よく感じられない）
② 着衣は，できるだけ少なくして肌に刺激を感じるようにする
③ 指の腹を，皮膚の上1〜2 cmほどのところから，軽くポンと落とすような気持ちで刺激する（触れた時に音がしないくらいに軽く．押す・叩くのではない）
④ タッピングの刺激が不快な場合（体調がすぐれない，頭痛がひどくなるなど）

は中止する
　⑤ 他の人に行ってもらう場合は，どんな気持ちかを具体的にフィードバックしながら進めると，タッチした人も受け手もお互いに安心でき，信頼感が深まる
　⑥ 急性の炎症や痛みなどの症状がある部位は避ける

〈タッピングタッチの進め方〉
どの部位をタッピングしてもよいが，セルフケアの部位としてよく使われるのは，
　① 頰・顎関節の部位・こめかみ・額
　② 頭頂部・後頭部・後頸部へ
　③ 肩（両腕を交差させて行うのもよい）・上腕・前腕へ
　④ 鎖骨・みぞおち・腹部・下腹部・後ろに手をまわして腰へ
　⑤ 下肢にも同様に応用する
　⑥ 他の人の手を借りることができるなら，肩甲骨・腰部・仙骨部まで丁寧にタッピング．この時は肩甲骨に掌をしっかり当て，相手の反応を確かめてから始める．終了時も肩甲骨の部位に掌を当てて，終了の合図を送る．

〈適用と効果〉
・不安や緊張が減りリラックスしリフレッシュできる．
・肯定的な感情を促進する．
・血行が改善し暖かくなると同時に，身体感覚が豊かになる．
・対人関係がスムーズになり，お互いがサポートし合える関係性の発展．

3）意識の拡張により調和と健康感を高めるヒーリングタッチ

　ヒトのからだの周りには，微細なエネルギー（気とも言われている）の層が取り巻いていて，身体面・精神面，スピリチュアルな面からその人の全体を統合しているという考えのもとに，いくつかのエネルギー療法が開発されている．健康なときにはエネルギーの流れがスムーズでバランスが取れていると考えられている[79]．病気の時には，エネルギーの流れが中断されたりアンバランスになってくるので，普段からストレスや疲労をため込まないようにして，エネルギーの層を調えることが大切である．M. ニューマンも，人の存在は，物質としての身体内に押しとどめられているものではなく，エネルギー層を介して広く世界に開かれているという考えを示している．そのエネルギー層との交換を通して，意識レベルの広がりが得られ，健康感が高まる[80]．そこで，環境との繋がりを維持・発展させるためのチャクラシステムを通してエネルギーの流れを調えることで，身体機能が改善され，より高い健康状態を維持することができると考えられる．
　その一つであるヒーリングタッチは，アメリカの看護師ジャネット・メントゲン[81]によって開発された技法である．これまでの多くの報告が患者への適用の効果について述べているが，この技法をセルフケア（セルフヒーリング）として行うことで自分自身の健康生成に寄与できるとの報告もある．セルフヒーリングのためのヒーリングタッチの技法は，チャクラコネクションといわれる技法である．チャクラとは，エネルギー（気）の出入り口と考えることができる．

〈ポイントと留意事項〉
(1) こころと身体の準備

　ヒーリングタッチ（HT）によって，エネルギー（気）の流れの変化を感じ取るためには，自分自身の集中力を高めて（センタリング），しっかりと地面に足がついているという感覚（グラウンディング）を持つことが大切である．そうすることで身体と心を安定させ大自然のエネルギーを取り入れる体制を作ることができる．大自然としっかり繋がっているという感覚を呼び戻すことが大切である．

① センタリング（意識の集中）では，落ち着いた気持ちで深呼吸を行いながら，チャクラコネクションを行うという意識を高めていく．
② グラウンディング（大地とつながる）では，しっかりと地面に足の底がついている感覚を確かめながら，足の下から上がってくる地球のエネルギーを取り入れるという感覚を持つようにする．

(2) チャクラとチャクラをつなぐような気持ちで，ゆっくりと進める
① 手を使って，両足・腰・腹・胸・両手・喉・顔・頭の順にチャクラに触れて，エネルギー（気）の流れを調えていく．
② それぞれの部位にある小さいチャクラや体幹部を下から上に通っている主要なチャクラを順番に触れながら進めていく．
③ 「気持ちよい」「落ち着いている」というように，自分が良いと思う感覚（1分程度）を持ちながら手を当てていく．この時，身体に触れても良いし，身体から少し離して手を当てても良い．

(3) 終了の動作をきちんととる
　終了のまえにもう一度グラウンディングを行う．リラックスしすぎてボーッとしてしまうことがあるので，ヒーリングタッチの影響を取り除くために，自分の足をさするなどして身体感覚を取り戻し覚醒を促す（消去動作）．ただし，そのまま眠ってよい状況であれば，消去動作を取らなくても良い．

〈セルフチャクラコネクションの流れ〉[82]
　両手を使って，身体の2か所に同時に触れながら，その部位にあるチャクラを意識して，エネルギー（気）の流れを調える．強めるような気持ちで進めていく．
① 両手を足首と足の裏に当てて，その流れを調える
② 足首と膝に手をあてて，その流れを調える
③ 片方の膝と股関節に手を当てて，その流れを調える
④ これまでの①〜③の動作を反対の足と股関節に手を当てて，同様に調える
⑤ 両股関節に手を当てて，その間のエネルギー（気）の流れを調える
⑥ 尾骨の先と下腹部（丹田）に手を当てて，繋がりを調える
⑦ 下腹部丹田と上腹部（みぞおち）に手を当てて，繋がりを調える
⑧ みぞおちと左横腹（肋骨下の脾臓部）との繋がりを調える
⑨ 上腹部と胸（心臓部）の繋がりを調える
⑩ 心臓部と上胸部の繋がりを調える

⑪　両手首を持ち，その繋がりを調える
⑫　両肘を持ち，その繋がりを調える
⑬　両肩を包み込むようにして，その繋がりを調える
⑭　上胸部（胸腺）と喉の繋がりを調える
⑮　喉と額の繋がりを調える
⑯　額と頭頂部を抑えてその流れを調える
⑰　頭頂部と，頭上の遠いところ（宇宙）を意識して，その繋がりを調える

〈適用と効果〉
　身体的，精神的，スピリチュアルな面での健康促進と癒しの促進に効果があると期待されている．
・手を介してエネルギーフィールドに働きかけることで，エネルギーバランスが整うことで健康促進になる．
・リラクセーション効果，ストレス軽減，睡眠の促進．
・周りの環境との関わりが肯定的になり，適応レベルが上がる．
・意識の拡張により，より高いレベルでの健康感が得られる．

〔小板橋喜久代〕

参考文献

1) 津谷喜一郎：WHO と伝統医学．自費出版，2003．
2) アンドルーワイル：人はなぜ治るのか―現代医学と代替医学にみる治癒と健康のメカニズム．日本教文社，1993．
3) 統合医療学会・編集：統合医療　基礎と臨床 Part1．【基礎編】．2007．
4) 瀬戸山元一：ホントに患者さん中心にしたら病院はこうなった．医療タイムス社，2000．
5) 渡邉勝之・編著：医療原論．医歯薬出版，2011．
6) 自由民主党　統合医療推進議員連盟．統合医療の推進のために．2015．
7) 自由民主党　統合医療推進議員連盟．統合医療の推進のために．2016．
8) 杉岡良彦：哲学としての医学概論；方法論・人間観・スピリチュアリティ．春秋社，2014．
9) 池見酉次郎：人間回復の医学　セルフ・コントロール医学の展開．創元新書，1984．
10) 大槻真一郎：ヒポクラテス全集．エンタープライズ，1985．
11) フローレンス ナイチンゲール；湯槇ます・訳：看護覚書．現代社，2011．
12) 森信三：森信三全集続編．森信三全集刊行会，1983．
13) 安藤昌益：安藤昌益全集．農山漁村文化協会，1984．
14) 西田幾多郎：西田幾多郎全集．岩波書店，1990．
15) 澤瀉久敬：医学概論　二　生命について．誠信書房，1960．
16) 井筒俊彦：井筒俊彦著作集 6　意識と本質．中央公論社，1993．
17) 鈴木亨：鈴木亨著作集．三一書房，1996．
18) 有川貞清：始原東洋医学　潜象界からの診療．高城書房，2008．
19) 河野十全：気の神秘．サンマーク文庫，1998．（気の十全真書・他）
20) デカルト：情念論．岩波新書，2008．
21) ド・ラ・メトリー：人間機械論．岩波新書，1957．
22) アンリ・ベルグソン：創造的進化．ちくま学芸文庫，2010．
23) 上田閑照：私とは何か．岩波新書，2000．
24) 岸見一郎：アドラー心理学入門．ベスト新書，1999．
25) 保江邦夫：ついに，愛の方程式が解けました．徳間書店，2015．
26) スダカール・S・ディクシット・編集：I AM THAT　私は在る，ニサルガダッタ・マハラジとの対話．ナチュラルスピリット，2005．
27) ひすいこたろう，上原紘治：ゆるんだ人からうまくいく．ヒカルランド，2015．
28) 山田廣成：量子力学が明らかにする存在，意志，生命の意味．光子研出版，2011．
29) 増谷文雄：正法眼蔵．講談社学術文庫，2004．
30) マックスプランク：世界の名著 80　現代の科学 2．中央公論新社，1978．
31) パスカル：世界の名著 24　パンセ．中央公論社，1966．
32) 金谷治・訳：論語．岩波文庫，1999．
33) 玄侑宗久：死んだらどうなるの？．ちくまプリマー新書，2005．

34) 矢作直樹：人は死なない―ある臨床医による摂理と霊性をめぐる思索．バジリコ，2011．
35) 鈴木大拙：鈴木大拙全集．岩波書店，1983．
36) 大和田菜穂：すでに愛の中にある　個人のすべてを失ったとき，すべてが現れる．ナチュラルスピリット，2015．
37) 堀澤祖門，阿部敏郎：生きるのが楽になる「覚り」の道の歩き方．角川書店，2015．
38) 縕縕暢彦：老子・荘子の奥義―西洋哲学と東洋哲学の統一．文芸社，2000．
39) 田中美知太郎：ソクラテス．岩波新書，1957．
40) キルケゴール：世界の名著51．中央公論新社，1979．
41) ライプニッツ：モナドロジー・形而上学叙説．中央公論新社，2005．
42) 矢作直樹・佐藤眞志：いのちは終わらない．日本文芸社，2014．
43) 澤瀉久敬：医学概論とは．誠信書房，1987．
44) 堀田忠弘：身体は，なんでも知っている―なぜ体調が悪いのか？ どうすれば治るのか？ かんき出版，2004．
45) 岡林龍之：アヒムサ健康法．柏樹社，1997．
46) 野口晴哉：整体入門．ちくま文庫，2002．
47) 浦田紘司：「気」を自在に使いこなす．総合法令出版，2010．
48) 河野智聖：生命力を高める身体操作術．経済界，2005．
49) 橋本敬三：からだの設計にミスはない　操体法の原理．柏樹社，1978．
50) 中健次郎：病気が治る気功入門．マキノ出版，2010．
51) M. チクセントミハイ：フロー体験入門―楽しみと創造の心理学．世界思想社，2010．
52) 沖正弘：生きている宗教の発見．竹井出版，1985．
53) 石塚左玄：食医石塚左玄の食べもの健康法．農山漁村文化協会，1982．
54) 真向法協会：決定版真向法―3分間4つの体操で生涯健康．農山漁村文化協会，2004．
55) 中村天風：運命を拓く．講談社文庫，1998．
56) 藤平光一：気の話し．気の研究会出版部，1984．
57) イハレアカラ・ヒューレン：たった4つの言葉で幸せになれる！ 心が楽になる　ホ・オポノポノの教え．イースト・プレス，2009．
58) 池田弘志：驚異の引き受け気功―21世紀創造　気功師藤谷康允．木楽舎，2004．
59) 棚次正和：医療と霊性―スピリチュアルにヘルシー・エイジングNo. 4．医学と看護社，2013．
60) 宇城憲治：ゼロと無限―今の常識を超えた所にある未来―．どう出版，2014．
61) 中村元：「仏教の真髄」を語る．麗澤大学出版社，2001．
62) 佐藤一斎：言志四録（3）言志晩録．講談社学術文庫，1980．
63) 第二次日本経穴委員会・監訳：WHO/WPRO標準経穴部位―日本語公式版―．医道の日本社，2009．
64) 天津中医学院，学校法人後藤学園・編集：鍼灸学基礎編改訂版．東洋学術出版社，2005．
65) 天津中医学院，学校法人後藤学園・編集：鍼灸学経穴編改訂版．東洋学術出版社，2005．
66) 吉元昭治：鍼灸雑記．第2章　反射理論，医道の日本社，2011．
67) Cui, C.-L., L-Z. Wu, Y. Li：Acupuncture for the Treatment of Drug Addiction. *Int Rev Neurobiol*, Nr. 111. 2013, pp. 235-256.

68) Renée Tanner：Step by Step Reflexology Fully Revised 4th Edition. Great Britain, Douglas Barry Publications, 1998.
69) 八尋優子：医療原論（渡邉勝之・編著），第11章アロマテラピー，医歯薬出版，2011.
70) 社団法人日本アロマ環境協会資格制度委員会：アロマテラピー用語辞典．社団法人日本アロマ環境協会，2008.
71) F.J.マクギーガン：三谷恵一・森昭胤・訳；リラックスの科学．講談社ブルーバックス，1991.
72) 佐々木雄二：自律訓練法の実際．創元社，2006.
73) Ogino T, Nemoto H, Inui K et al：Inner experience of pain：imagination of pain while viewing images showing painful events forms subjective pain representation in human brain. *Cereb Cortex*, 17：1139-1146, 2007.
74) H.ベンソン：中尾睦弘，熊野宏昭，久保木富房・訳；リラクセーション反応．星和書店，2001.
75) 平井富雄：禅と精神医学．講談社学術文庫，1998.
76) 荒川唱子・小板橋喜久代・編：心身の御調和「リラクセーションのすすめ」パンフレットより．
77) 中川一郎：タッピング・タッチ―心・体・地球のためのホリスティックケア―．朱鷺書房，2004.
78) タッピングタッチ協会公式サイト：www.tappingtouch.org
79) リチャード・バーガー：波動医学．日本教文社，2000, p155.
80) M.ニューマン：手島恵・訳：ニューマン看護論―拡張する意識としての健康．医学書院，1995.
81) 橋本ルミ：癒しのセラピー「ヒーリング・タッチ」を日本に広める．看護，63（15）：95-97, 2011.
82) 橋本ルミ：GRAPH "手の力"を癒しのケアに活用する．看護，64（13），写真p5.

補　キーワード解説

　現在の西洋的な二元論（もしくは多元論）は，自我（分離感覚・分離意識）の立場に立ち，自と他を分離し，心と身を分離し，主観と客観を分離して，物事を対象的に捉え思考・判断する．いわゆる**対象的論理**を特徴とする．

　一方，無我（無分離感覚・無分離意識）の立場に立つ，東洋的な一元論は，先の立場とは逆に，自と他，身と心，主観と客観を分離しない．いわゆる**場所的論理**（西田幾多郎）を特徴とする．

　本書では両者の土台となり，かつ両者を包含し，統合する《いのち》の立場に立脚する．すなわち，生かされている（他力）と活きている（自力）との二重の存在者である人間が，他力即自力の**生活者**であることに気づくことを意味する．**生活者**を主人公とした，**いのち学**と**セルフケア**をサブタイトルにしたのもそのためである．この関係は，色即是空・空即是色，一即多・多即一と類似していることから，理解を助けるための工夫として自我で対象的に捉えたものを《図（相対・色・現象・多）》，無我で場所的に捉えたものを《地（絶対・空・潜象・一）》と表現した．

　また上記の《図》を統合する感覚を《全一体感覚》，《地と図》を統合する意識を《全一観》とした．

　本書では，森信三が提唱した，いのちの体認自証の学であり，世界観・人生観の統一の学である「全一学」を継承・発展させることから，これらを総称して《全一学》とした．

1．いのちとは：図 1（詳細は第 3 章参照）

　「いのちとは，一なるもの（地）であり，多（図）として分かれてハタラク（気），実在である」．

　一なるものを《地のいのち：全一場》，多として分かれたものを《図のいのち：生命・生活・人生》とした．またこれら《地と図》を通貫するハタラキを《全一気》とした．

　《地のいのち》は言語以前の領域にあり，知性（論理）や悟性（数理）で捉えることは困難であるが，生かされて活きている存在者であることは，一人ひとりが人生において**自感**し，**自覚**し，**自証**することにより，誰もが実感することが可能である．自我の立場では，思考の世界と物質の世界，すなわち**唯心論**と**唯物論**に分かれる．

　他方，無我の立場では，《いのち》のハタラキである《全一場》が統合し《全一気》が通貫している世界，**唯気論**（唯物論と唯心論に対する表現）が立ち現われてくる．《地のいのち》を言葉の限界を踏まえた上で言語化すると，「絶対性・全一性・十全性」となる．別の角度から表現すると「（永遠の）いま・（無限の）ここ・（絶対の）これ」となる．

　また，《地のいのち：全一場》の全体即部分のハタラキである《全一気》が通貫していることから，《地》と《図》は一如（二元的一元論・二別一真）の関係となる．

　《全一気》の地のハタラキを瑛（原始信号系）
　　　　　　　図のハタラキを氣（情報系）と
　　　　　　　　　　　　　　気（エネルギー系）
の 3 つに分類して解説した．

2. 心身二元論と自我：自他分離・主観と客観

デカルトの「我思う，故に我あり」が端的に示しているように，自我の立場から，自と他を分離し，主観と客観を分けて対象的に観る．［対象の論理］

さらに心（精神）と身（物質）を実体として，相互に影響しないという，心身二元論である．近代科学・医学はこの観方を基本としている．

本書では，心と身は実体ではなく，唯一の実在である《地のいのち》が現象しているとする．本事象を，〈自我〉である知性と悟性を用いて（主観的または客観的，すなわち対象の論理に立ち）分析的に捉えると，心と身を二元的に認識することができるという立場に立脚している．

なお本書において自我は，後天的（二次的）に人間のみが獲得した，自他を分離した，他から独立した個我（孤我）〈思考・感情・記憶〉という意味で使用している．

3. 身心一如と無我：自他一如・主客一如

東洋では無我の立場から，身心・自他を分離せずに一如として捉える．自他一如・身心一如として捉える立場に立つ．［場所的論理］

東洋医学は，万物（すべて）は気からできていることを基礎理論とする，気の医学である．また"神・気・精"を人体の三宝として重要視してきた．（全一気のハタラキである．）

これらを現代の言葉に翻訳すると，"神"は意識，"気"は力，"精"は存在となる．《身（身体）＝心（精神）》は，他力的・先天的・一次的に有しており，自我の立場と同じ"心と身"の言葉を使用しているが，無我の立場では意味が異なる．

ゆえに本書では両者を区別するために，《身体＝精神を，からだ・こころ・あたま》と表現する．

《地のいのち》に基づいた《図のいのち：からだ・こころ・あたま》は，分離せずに常に統合・包摂された状態であることから，《全一体》とし，また，その感覚および類似した共同体感覚を《全一体感覚》として表現する．

透明の光を《いのち》に喩えると，光の三原色（加法混色）である，R（赤）G（緑）B（青）が"神・気・精"に対応する．《いのち》のハタラキの相違で各々に名前が付けられているが，いずれも《全一気》であるという唯気論の立場に立つ．

4. 〈思考・感情・記憶〉と《からだ・こころ・あたま》

心身が分離した，人間特有の自我の働きを，思考（知性・悟性），感情（喜怒哀楽），記憶（個的な記憶）と表現し，身心が分離していない一如の無我の働きを《からだ・こころ・あたま》と表現する．

5. 全一気と《唯気論》

《地のいのち：全一場；絶対動の側面》のゼロポイントから全一気が創発する．（全体の全一場から，分離するのではなく，常に全一場に包摂されている．ゆえに，全一気と全一場は，部分即全体のホロン関係である．全一場が常に統合し，そのハタラキである《全一気》が地と図を通貫し，すべてを表現している．ハタラキには，意識作用・感覚作用・自然作用（物理・科学的作用）などがあ

り，各々が"一如"として作用している．この立場を《唯気論》とした．

全一気には，瑛（原始信号系）・氣（情報系）・気（エネルギー系）の働き方の相違により，3種類が存在し，区別して用いる．（図4参照）

瑛：《地のいのち》のハタラキであり，存在を存続せしめる方向性，維持のハタラキ．また本書では，印気・原始信号系の気を意味する．
【地のいのちの力的統一】

氣：《図のいのち》のハタラキであり，米の字が示す通り，拡大のハタラキがある．本書では，陽気・情報系の気を意味する．
【図のいのちの機能的統一】

気：《図のいのち》のハタラキであり，〆の字が示す通り，収縮のハタラキがある．本書では，陰気・エネルギー系の気を意味する．
【図のいのちの構造的統一】

6. 気の性質

全一気には下記の3種類のハタラキがあると捉え，本書では次のように区別し表現している．

1) 地の存在であり，**存在を存続せしめる方向性**："**瑛・印気**"
2) 図の存在であり，**構造的統合（陰気のハタラキ）**："**精・体**"
3) 図の存在であり，**機能的統合（陽気のハタラキ）**："**神・身**"

陰気（気）は**求心作用**があり，地から図へ"**対生成**"させている：象徴は"**水**"である．

陽気（氣）は**遠心作用**があり，図から地へ"**対消滅**"させている：象徴は"**火**"である．

地と図，陰気と陽気を繋いでいる力の本質が"**愛**"＝《全一場・全一気》である．

さらに，別の角度から見ると，《全一気》には下記の3つの力が存在する．

(1) **生かす力（他力即自力）：絶対の気**
(2) **生かされている力（他力）：先天の気**
(3) **活きている力（自力）：後天の気**

7. 気の階層性

上記の気を別の観点から樹木に喩えて説明すると次のように表現できる．[ ]はからだの構造と機能を示す．

1) 土の下に隠れていて見えない領域（地：「根」）のハタラキが**原始信号系**［気・経絡］
2) 土の上で見える領域（図：「幹」）のハタラキが**情報系**［脳・遺伝子］
3) 土の上で見える領域（図：「枝・葉」）のハタラキが**エネルギー系**［内臓・体壁］

また，人体の構造を3層に分け，首から上と臍から上の**上半身**が〈あたま・こころ：自力〉として働き，**下半身**が〈からだ：他力〉として働いている[19]．

"**他力即自力**"の状態を**全一体**，その体現者を**真人**と表現している．

別の表現ではスポーツにおける"ゾーン"または心理学における"フロー"状態に相似している．仏教における"事三昧"・"王三昧"にも近似している．

8. 印性・感性・知性・悟性・感情とは

1) 印性とは，単細胞が有する，生命を維持するための印知感覚を意味する．（有川貞清の印知感覚を参考として，第6感ではなく，第0感という意味を込めた）．

2）感性とは，全一気が現象している感覚世界（非言語領域）を，主に松果体の働きである，自他を分離しない共通感覚（五感の元になる感覚）と直観を用いて，感覚する能力を意味する．

3）知性とは，主に左脳の働きである自他を分離した自我意識により，言語領域を主観的に思考・解釈し，一人ひとり異なる意味・価値を付与する能力．また，思考世界の領域を，論理・記憶・イメージを用いて，時間的（過去と未来）に認識する能力を意味する．大脳の発達した人間特有とされる．

4）悟性とは，上記と同じく主に左脳と五感（視覚・触覚・聴覚・嗅覚・味覚）を用いて，客観的に物事を捉える能力．物世界の領域を，数理を用いて空間的に認識する能力を意味する．

5）感情とは，生まれてから死ぬまでの，自我（人間心）の記憶の貯蔵庫である，潜在意識の働きを意味する．
（注：《からだ》のハタラキを印性・感性・感覚とし，〈人間心〉の働きを感情として区別している）．

9. 自我（有限円の周縁）から見た〈（陰）地と（陽）図〉と無我（無限球の中心）から見た《（大）地と（天）図》

　自我の立場では，自他を分離して事物を対象的に捉えるため，太極・陰陽《図のいのち》しか認識することができない．また本書では，絶対有である太極を《（天）図》，その裏表であり，相対的で二元的な側面である陰を〈地〉，陽を〈図〉と表現した（図8：円図，図9：太極図，図11：図地反転図形）．

　他方，無我の立場では，無限球の中心点であるゼロポイント（図20：全一図）から，すなわち《地のいのち》そのものとなることから，自他の分離がなくなり，すべてが一つとなる（第6章：全一学・全一観・全一体・全一気）．

　この時，はじめてそれまでの《図のいのち》だけの世界から，《地のいのち》を体認自証することができるようになる．《地のいのち》は，客観的に捉えることはできない．自我の色眼鏡を外し，まさしく自我が無くなった無我の状態になった時に，無限球である《地のいのち》に包摂され，ただ単に自由気ままに生きていたのではなく，生かされて活きている存在者（生活者）であることに気づくのである．

　医学と医療とセルフケアの3つに共通する原理
1.）《地のいのち》に立脚（立命：グラウンディング）する．
2.）垂直的に無極・（大）地と太極・（天）図をセンタリングする．《地のいのち》と《図のいのち》を統合する．
3.）水平的に（陰）地と（陽）図を統合することにより，本来の《いのち》となる．

《地》の特徴（これまでに表現されてきた言葉）：
　絶対・無限・永遠・平等・一・引性（互いに引き合う性質）
〈図〉の特徴（これまでに表現されてきた言葉）：
　相対・有限・時間・差別・多・比較（自と他を分離してくらべる）

《地のいのち》＝（大）地：絶対無・無極

《図のいのち》＝（天）図：絶対有・太極＋（陰）地・（陽）図：相対・陰陽

10. 《地のいのち》と《図のいのち》の関係を表現した先哲らのキーワード

・仏教：色即是空・空即是色，一即多・多即一
・安藤昌益：直耕・二別一真・無始無終
・西田幾多郎：行為的直観・絶対矛盾的自己同一
・澤瀉久敬：重層的逆転的二元的一元論

・井筒俊彦：存在即意識のゼロポイント
・有川貞清：潜象界・現象界・瑛
・森信三：全一学．いのちの自覚は、自己の死を通っての再生でなければならない．［根本無知とは、自己の有限性に対する無自覚である］．
・鈴木　亨：存在者逆接空・空包摂存在者［有限存在者から無限へいくことはできない．しかし無限は自己否定的に有限となる］．

11. 空・神・魂について

空は、はじまりも、終わりもない．
神は、はじまりであり、終わりである．

魂は、私のはじまりにして、終わりなるもの．

12. 地のいのちである、真空場（叡智・慈悲・意志）と全一場（光・愛・力）・全一気の関係

　絶対静である真空場《地のいのち：叡智・慈悲・意志の特性を有する実在》から地と図の境界領域（全一場：絶対動）のゼロポイントにおいて《全一気》が創発し、動的・渦動的・螺旋的にゆらぐことにより重さが創発する．動かす方は軽い気であり、動かされる方に重い気である．陽気と陰気が発生する．また、全一気のハタラキにより、力と光が創発する．地と図および陰気と陽気を繋いでいるのが愛である．ゆえに［真空場（叡智・慈悲・意志）＝全一場（光＝愛＝力）・全一気］となる．全一気に質量を伴う（干渉する）と、相対である《図のいのち》である氣（拡大：波動性）と気（収縮：粒子性）が現象する．
○絶対の特徴：全一・非二元
【陽気：真・善・美・楽、陰気：健・幸・愛・和の一如】
○相対の特徴：二元・多元
【真と偽・善と悪・美と醜・楽と苦の二項対立】

13. 《生活者》と《全一体》・《全一観》の意味

　生活者とは、生かされて活きている存在者を意味する．すなわち、"他力即自力"としての存在者である．本書はその状態および図を統合する感覚を《全一体（感覚）》と表現する．また、地と図の両方を統合的に観る意識を《全一観》とした．
　古代では、生かされている、すなわち他力が主であったが、近代以降、活きている、すなわち自力が主となった．（この転換が極端に進み、自力のみであると錯覚したところに、現代の閉塞感があると捉えている）．いかに生かされて活きている存在者である《生活者》となるかが、医学・医療を必要としない世界を実現するキーポイントとなる．

（渡邉勝之）

日本文化・日本語からみる「いのち学」
―本書の現代的意義―

大阪経済大学学長　德永光俊

　私の敬愛する兄が2015年8月に64歳で亡くなった．2002年に腎がんが発見され，以後肺，内臓，そして脊髄などに転移し，抗がん剤治療を続けて，2010年には大きな手術を行った．2002年の発病後，あと数年と言われながらも懸命に生き続けた．元気な時には，山歩きや海でのシーカヤック・シュノーケリングなどで自然と交わり，体力的にそれがきつくなると，博物館や遺跡巡りに大好きな車で出かけ，生きがいとなるものを自ら作り出していた．

　兄は工業エンジニアであり，現代の西洋医学に絶対の信頼を寄せ，最先端の治療を受ける努力を続けた．治療・服薬などの闘病記録を克明に残し，同病の人に役立つことを願っていた．時折見舞うと，自ずと医学や宗教の話になっていった．私は多分に宗教的であったので，しばしばぶつかったが，そういう話をする兄は楽しそうで，2時間も3時間も話し続けるのであった．

　すべての先端治療が終わり，ターミナルケアに入った病院でも，食べておきたいものはこれとあれとか言って食べた．残される家族のために生きようとする強い意志を持ち続け，死と真正面に向き合い続けて13年がたっていた．死の20日前に見舞った時，それまでと全く違う兄に出会い，驚いた．闘病記録には，その時から死ぬまでの気持ちの変化を書き留めていたので，遺族の方のご了解を得て，ここに記す（一部改変）．

　私は「生まれ変わった」．―「自然の存在をすべて知るには，人間の五感だけでは足りない」，「物質の諸性質は，人間の五感では捉えきれない」，「物質には人間の感性・悟性にいまだ反映されない諸性質があるかもしれない」，「人間の感覚すべてをなくしてもまだ，ザワザワと人間に響く反映すべき何かがある」，「人間がもともと捉えられないものもあるし，かつては捉えられたが，人間が進化の過程で失ってしまったものもある」．

　これこそが，渡邉氏の言う「いのちの体認自証」ではなかろうか．死の直前ではあったが，兄は一生活者として「いのち」の主人公となったのである．

　渡邉氏とのお付き合いは古い．京都府日吉町のコスモスファームで，『安藤昌益全集』（農文協）を渡部忠世京大名誉教授らと読み始めたのは，1993年の4月であり，渡邊氏との初めての出会いであった．この「昌益を読む会」はほぼ毎月1回，2000年4月まで続いた．渡邉氏と読書会などをし始めたのは，1996年12月からで断続的に続いた．

　そして鹿児島へ『始原東洋医学』（高城書房）の著者有川貞清先生の病院を一緒に訪ねたのは，1999年11月のことであった．渡邉氏の論文の抜き刷りを，こんなのを書いているから鍼灸学はダメなんだと，有川先生が放り投げられたのを今も鮮明に覚えている．しかしその後，渡邉氏は鹿児島へ通いつめ，有川先生にくらいついていった．2003年に明治鍼灸大学で人体科学会があり，有川グループを招いている．

　2010年の1月に医学・看護学・心理学・哲学などの研究者や実践者とともに，「プロジェクト

いのち」を立ち上げ，今も続いている．渡邉氏はじめ志ある方々と多彩な分野をともに学べることは，ありがたいことである．渡邉氏はさらに発展的に「いのちの医療哲学研究会」を2014年から始めて，棚次正和京都府立医大名誉教授らと澤瀉久敬などの著作を読まれている．私は参加していない．その研究成果は，2016年12月に棚次先生をリーダーとして，人体科学会で「医学・医療を哲学する―いのちの根源を見据えて―」のテーマで発表される．

お会いして以来20年，それ以前を含めればおそらく30年以上，渡邉氏は一筋に「いのち学」の研鑽を積まれてきた．前著『医療原論』(医歯薬出版)をまとめたのが2011年．さらに5年の体認自証を経て，今回の出版となった．ともに学びあってきた学友として，心からお慶びしたい．本書は，前著と比べて格段に読みやすくなっている．それは，全体の叙述が「全一学」として統合されていること，自分の体験的プロセスを不十分さや失敗も含め正直に書いていること，spiritualを日本語の《いのち》とし，「地のいのち」と「図のいのち」の比喩があること，キーワード解説や図の多用，コラムの工夫などによろう．

しかし，それでも難しいことに変わりはない．いのちの体認自証したことを誰にでもわかるように表現することは，不立文字・言葉である故，困難を極める．渡邉氏は，生活用語としての日本語の重要性を指摘しているが，やはり概念的な指向が強いからであろうか，本書でも新しい造語や独特の意味を持たせた用語が頻出する．

私は40年間農業史の研究をやってきて，日本農法の原理として「まわし（循環）」・「ならし（平準）」・「合わせ（和合）」の3つがあることを指摘した．そして，＜天然農法→人工農法→天工農法＞という日本農法の歴史と展望を描いた（「日本農法史からみる農業の未来」『大阪経大論集』第66巻5号，2016）．30年間大学教員をしてきて，農家が作物や家畜の「いのち」を育てると同様に，「いのち」ある若い青年たちの未発の可能性を開発するためには，「そっと手を添え，じっと待つ」教育が重要であることに気付いた．私は日常生活で使う日本語で，研究や教育を作り上げようと努力してきた．まだこれだけかと内心忸怩たるものがあるが，今後とも私なりに「（日本）農学原論」，「21世紀日本の青年教育」への道を歩んでいきたい．今回の渡邊氏のお仕事には，大いに励まされたし，焦りも感じている．

私がいつも肝に銘じ，朝晩のお祈りの際に唱える言葉に，「おかげさま」「おたがいさま」の2語がある．故郷の松山で2013年に89歳で亡くなった老母に，幼い時から言い聞かされた言葉である．「おかげさま」は，感謝して祈る気持ちであり，渡邉氏のいう「地のいのち」の受容ではないのか．「おたがいさま」とは，生活世界でつながっていく気持ちであり，「図のいのち」のつながりではないのか．日本文化，日本語で生活する私たちは，「いのちの体認自証」を気がつかないうちに日常生活の中で繰り返していたのではないだろうか．

昭和の戦前から戦後の農山漁村を歩いた民俗学者の宮本常一は，『忘れられた日本人』の中で，「そこにある生活の一つ一つは西洋からきた学問や思想の影響をうけず，また武家的な儒教道徳のにおいのすくない，さらにそれ以前の考え方によってたてられたもののようであった．この人たちの生活に秩序をあたえているものは，村の中の，また家の中の人と人の結びつきを大切にすることであり，目に見えぬ神を裏切らぬことであった」，と述べている（岩波文庫，289頁）．日本列島には欧米の文化，儒教文化，それ以前の文化と，3層の文化があったのである．「目に見えぬ神を裏切らない」とは，「おかげさま」の祈りであり，「村の中の，また家の中の人と人との

結びつきを大切にする」とは,「おたがいさま」と労り合う世界である.こうした生活世界が日本列島には,ごく最近まで確かに存続,伏流していたのである.最初に紹介した兄がいのちの体認自証できたのも,こうした世界が基層にあったからであり,老母の教えがあったからであり,死と真正面から向き合い続けたからであり,それが突然表出しただけのことであろう.決して特異なことではなく,日本列島で生活するすべての人々に可能性として開かれているのである.

　ここで一つ考えてみたいのは,渡邉氏の言う「いのち」を日本人はどのように感じ,表現してきたのかという点である.たとえば私の研究してきた江戸時代の農書において,「いのち」という表現はほとんど見られない.「稲(いね)は命のね」(「会津歌農書」1704,『日本農書全集』第20巻12頁)「稲はいのちの根,米(よね)は世の根といふの略語なり」(「農業余話」1828,同前第7巻372頁)などとたまにあるが,「生命」の意味であり,渡邉氏の言う「いのち」とは異なる.おそらく「いのち」を体認自証していたとしても言わずもがなで,それを「いのち」という日本語でわざわざ表現する必要がなかったか,江戸時代にはそれが日常的には出来なくなっていたのか.

　渡邉氏は,先ほどから私が紹介している「『おかげさま』や『ありがとう』の日常よく使用される言葉は,特定の対象的な誰かに向けて使われるだけではない」(本書18頁)と述べている.特定ではなく「不特定」,「向かう」ではなく「受ける」を考えてみよう.私たちは,特定の神や仏ではなく,不特定な何ものかに向けて,祈ったり感謝したりする場合も多いのではなかろうか.しかし,その不特定の何ものかが何かは,とくに名付けて自覚していない.

　そして不特定な何ものかによって生かされて活きていると,何ものかのハタラキを受容・感受した時,私たちは「おかげさま」,「ありがたや」の言葉がついて出る.このように,不特定な何ものかと「私」は結ばれているのである.渡邉氏の表現で言えば,《いのち》が〈私〉を表現しているのである.「お・かげ」,「み・かげ」の「かげ」.この「かげ」は,渡邉氏の言う「いのち」と,どういう関係にあるのか.全一気のハタラキにより創発された「光」と,「かげ」はどのような関係にあるのだろうか,今後私なりに考えてみたい.

　本書の現代的・画期的意義は,不特定な何ものかを,日本語の「いのち」と名付けて,再び「いのち」の体認自証へと導き,「全一学」により「医学・医療原論」を展開した点にある.

　私が勤めている大阪経済大学の初代学長黒正巖博士は,百姓一揆研究の開拓者であったが(私は黒正博士の学問の孫弟子にあたる),「道理は天地を貫く」と述べた.「道理」を「いのち」と,「天地」を「図・地」と読み替えれば,まさに本書の主張と重なる.元学長である鈴木亨先生は,西田哲学の後継者であるが,「存在者逆接空・空包摂存在者」(=地のいのち,おかげさま)と述べ,「響存的世界」(=図のいのち,おたがいさま)を主張した.

　私もまた「おかげさま」「おたがいさま」を唱えることで,黒正博士,鈴木先生の学統を受け継いでいきたいと願う.ただし,私自身はいのちの体認自証が出来ているなどとは思っておらず,ただひたすら,「おかげさま」・「おたがいさま」を唱えて祈っているだけである.

　こうして渡邉氏のご労作に対し,推薦の言葉を寄せることが出来るのは,私にとって望外の喜びである.本書をお読みいただき,生活者として「いのちの体認自証」への近づき,羅針盤としていただくことを願って,推薦の言葉とする.

おわりに

　本書は，前著『医療原論』の知的プロセスを土台として，体験智と実践智から導き出された，いのちに基づいた医療（Life Based Medicine：LBM）の理論とセルフケアの実践論である．

　題名に医学と医療を併記する理由は，医学は理論であり，（自然）科学に立脚した普遍性を追求する学問である．一方，医療は実践であり，文化（人文科学）により，個人により異なる多様性を重視する行為であるからである．

　医学は医療の実践と相まって，はじめて真の医学となる．また医療は，①いのちの（気づきの）教育，②医学，③医術，④医道の4つが同時に成立して始めて実践可能となる，生活者（患者）とメディカルスタッフとの共同行為であると認識している．

　上記の医学と医療に関する，「理論と実践」・「自然科学と人文科学」・「普遍性と多様性」・「東洋文化・哲学と西洋文化・哲学」・「東洋医学と西洋医学」を統合し，包括する原理を追求する学という意図を込めて『医学・医療原論―いのち学＆セルフケア』とした．

　前半は，東西哲学の統合理論ならびに東西医学の統合理論とライフスタイルの確立を述べたのち，いのちの体認自証の学として，医学の原論となる《全一学》について解説した．

　後半は《全一学》を土台として，いのちに基づいた医療（LBM）とセルフケアを統合した，《CORE》medicine & health の全体像を示したのち，いのちに基づいた医療（LBM）の具体的な理論と実践論（診察法・健康生成論・疾病生成論）を提示した．最後に，セルフチェックの方法論とセルフケアの実践論（手で行うセルフケア・道具を用いたセルフケア・看護領域におけるセルフケア）を紹介した．

　Integrative medicine & health（多即一の統合）の世界的な潮流を鑑み，それとは全く逆のアプローチである，生活者を主人公とした，いのちに基づいた医療（LBM）の理論とセルフケアの実践論を統合した，《CORE》medicine & health（一即多の統合）をなるべく理解しやすいように執筆した．

　本書が読者の皆様に，何らかの形で貢献し「いのちの主人公，からだの責任者」として垂直的に《（大）地のいのち》と《（天）図のいのち》を統合する，すなわち【自感・自覚・自証】することにより，生活者一人ひとりが，いのちの主人公となる．さらに水平的には，相対的で多様な《図のいのち》を統合する，すなわち【共感・共振・共創】の和を拡げていくことにより，本書で述べた《CORE》medicine & health を実現するための，一つの踏石となる．その結果，病気・疾病の治療を中心とした医学・医療を必要としない社会を実現していくための具体的な方向性・"道"を提示することができれば幸いである．

　本書で述べた内容は，《地のいのち：Ⅰ（CORE・いのち）》から創発した《図のいのち：i（core・私）》である著者自身の個性化の結晶である．読者一人ひとりが，ライフスタイルを確立（立命）することにより，歓喜に満ちた二度とない人生において個性を光輝かせ，使命を全うされるための，《いのち》の気づきの一助となれば，望外の喜びである．

平成28年　10月　19日　　　　　　　　　　　　　　　　　　　　　　編者　渡邉勝之

索　引

● 欧　文 ●

after care　28
before care　28
CAM　4
care　6,47,67
CORE　6
core　6,28,28,64,64,67,67,85,85
《CORE》medicine & health　2,29,46
cure　6,47,67
Doctor Oriented System　5
DOS　5,10
dynamic　2
EBM　4
Evidence Based Medicine　4
generalist　47
Health for All　1
HFA2000　1
Integrative Medicine　3
ki　15
LBM　2,5,29,48
LF　54,73
Life　31
Light　31
Love　31
NADA　78
Narrative Based Medicine　4
NBM　4,48
New Health for All　1
new HFA　1
pathogenesis　1
PHC　1
PNI　7,29
POS　5,10,48
Primary Health Care　1
Problem Oriented System　5
Psyco-Neuro-Immunology　7,29
qi　15
QOD　28
QOL　4,28
Quality of Death　28
Quality of Life　4,28
salutogenesis　1,27
specialist　47
spiritual　2,10
WHO　1

● あ ●

愛　14,31
アドヴァイタ　39
アドラーの個人心理学　31,39
アーユルヴェーダ　26
有川貞清　16
アロパシー医学　27
アロマテラピー　88
安藤昌益　16,39
アンドルー・ワイル　3

● い ●

毉　25
醫　26
医　26
医学概論　15,41
　──とは　45
池見酉次郎　5
異種療法　27
一次予防　6
一即多　12
一即多即全　43
一人称の科学　9
一物全体　60
井筒俊彦　16,37
いのち　6,51
　──とは　104
　──の主人公　9
いのち学　9
《いのち》に基づいた医療　2,5,29,48
《いのち》の姿　43
いま・ここ・これ　20,66
イメージ法　94
いも虫の歩行　83
癒す治し方　67
医療モデル　4,28,47
因果律　8,37
陰気　33
因時制宜　65
飲食　56
因人制宜　65
印性　16,25,49,69,106
印知感覚　25
因地制宜　65
インフォームドコンセント　10,65
インフォームドチョイス　10,65

● う ●

ウイルヒョウ　26
上田閑照　20
右脳・松果体　21

● え ●

瑛　14,32
液体病理学説　26
エッセンシャルオイル　88
エネルギー系　21
エネルギー系 I　50
エネルギー系 II　50
エピジェネティクス　8,29
円図　17

● お ●

オイルトリートメント　90
横隔膜の線　83
王三昧　54
お灸　85
澤瀉久敬　15,16,39,41,45
隠顕倶成　18

● か ●

外因　48
外柔内剛　57,62
活元運動　52
活点　51
からだの責任者　9
からだ・こころ・あたま　20
体・心・頭　20,47
感覚　58
歓喜の探究　67
還元論的アプローチ　30
看護覚書　5
干渉　37
感情　58,106
感性　9,25,69,106
撼天柱　53
寒熱　71
顔面診　70

● き ●

気　14,15
　──の医学　69

114　索　引

──の階層性　106
──の性質　106
──の養生法　55
氣　14,15
気虚　64
気交　49,51
気滞　49,51
気体病理学説　26
逆対応　16
共感・共振・共創　34,47
響存哲学　41
共通感覚　25
共同体感覚　31,39
虚実　71
キルケゴール　41
筋弛緩法　92,94

● く ●

空　12
空意識　34,58
空観　42
空即是色　12
空包摂存在者　16,41,66
クラインの壺　18
グラウンディング　22,42,99

● け ●

形　69,71
経穴　76
経絡　75,76
仮観　42
仮神　71
元気　64
元氣体　57,63
元氣点　51
健康維持能力　23,27
健康観　32
健康寿命　47
健康生成論　1,27,46,55
健康中心主義　9
顕在意識　21
原始鑿術　25
原始信号系　21
原始存在　11

● こ ●

行為的直観　16
孔子　40
黄帝内経　26
河野十全　16,54
五官意識　21,33,58
呼吸　55
呼吸法　93

腰の線　83
呼主吸従　57
個人性　40
悟性　106
個性化　32
骨度法　76
骨盤底の線　83
事三昧　54
コモンセンス　7

● さ ●

細胞病理学説　26
数脈　72
坐禅　59
左脳　22
サマタ瞑想　54
左右の腕振り体操　52
三次医療　47
三次予防　47
三毒　48

● し ●

ジェイコブソン E.　92,94
自我　9
自覚　9
自覚的存在　66
自覚病　48,51
自感　9
自感・自覚・自証　34,46,47,64
色即是空　12
耳穴療法　78
始原東洋医学　16
自己受容　39
自己治癒力　6,7,28,29,64,85
自証　9
自助・共助　46
死生観　16,32,35
自然運動　52
自然治癒力　6,7,23,27,28,30,45,64,85
自他一如　105
失感情症　22,64
失思考症　22,64
失自然症　22
失社会症　22
失体感症　22,64
疾病生成論　1,46
自発動　52
釈迦　40
社会体　51
社会的存在　65
社会病　48,51
社会モデル　4,28
ジャネット・メントゲン　98

ジャンク DNA　8
十全性　12
重層的逆転的二元的一元論　16
自由律　37,38
腧穴　76
松果体　19,22
消去動作　99
上虚下実　52
生死一如　46
上実下虚　52
上熱下寒　52
情報系　21,50
情報系Ⅱ　50
諸行無常　68
色　69,71
諸法無我　68
自力　14
自力的な意識　1
自律訓練法　94
瞋　48
神　69,71
真空体　57,60
真空場　11,17,23,107
真人　42
心身医学　5
心身一如　6,46,105
心身統一道　59
心身統一の四大原則　59
心身二元論　5,19,105
人生　13
身体観　33
身土不二　60
真理の探究　67

● す ●

随機制宜　40,46,65
睡眠　55
頭寒足熱　52
鈴木大拙　39
鈴木亨　16,39,41
図地反転図形　18
図のいのち　13
スピリチュアリティ　42
スワイショウ　52,53

● せ ●

生活　13
生活者　47,65,108
生活者＝真人　55
生活習慣病　1
生活体　51
正坐コマ運動　53
生体恒常性　29
生物病　48,50,64

生命　13
　　──の原理　66
生命観　32
生命力　31
精油　88
世界観　31
世界保健機関　1
切診　69
舌診　70
　　──の四象限　71
絶対性　12
絶対的客観　43
絶対の真空場　12
絶対矛盾的自己同一　16
絶対無即絶対有　12,43
セルフイメージ法　94
セルフケア　28,55
セルフチェック　70
セルフチャクラコネクション　99
セルフマッサージ　97
0次医療　1,6
0次元　6
0人称　6
全一学　5,9,16,35,41
全一観　6,9,14,43,108
全一気　9,14,17,23,107
　　──とは　105
全一場　9
全一図　43
全一性　12,40
全一体　9,14,47,63,64,108
全一体感覚　39
全一場　11,12,17,23,107
全一モデル　23
前後の腕振り体操　53
潜在意識　21,34,58
センタリング　23,42,99

● そ ●

素因　48
創造律　8
操体法　62
相転移　35
創発論的アプローチ　30
ソクラテス　8,40,41
素粒子　32,37
素領域　32,37
素領域理論　32
ゾーン　54
存在者逆接空　16,41,66
存在即意識のゼロポイント　16
ゾーン・セラピー　81

● た ●

態　69,71
対機説法　40
太極　17,18
太極図　17
太極而無極　12
台座灸　86,87
第三科学　9
対象の論理　35
第0感　23
体認自証　12
大脳新皮質　22
大脳辺縁系　21
道（タオ）　12
ダークエネルギー　8
ダークマター　8
他者貢献　39
他者信頼　39
多即一　12
タッチ・マッサージ　97
タッピングタッチ　97
他力　14
他力即自力　55
他力的な意識　1
丹田　60

● ち ●

痴　48
知性　9,106
知熱灸　86
地のいのち　6,12
遅脈　72
チャクラ　25
チャクラコネクション　98
中観　42
中間子理論　32
中国医学　26
長寿10法則　68
調食　58
調身　56
調心　58
調水　58
調息　57
直接灸　86
直耕　16

● つ ●

ツボ　75

● て ●

ディパッサナ瞑想　54

デカルト　5,19,38
伝統醫療　26

● と ●

道元　37
統合医療　3
同種療法　27
同身寸法　76
動物機械論　5,19
東洋医学　15,46
独立病　48,51
叶納術　93
貪　48

● な ●

内因　48
ナイチンゲール　5,33
治さない治し方　67
治す治し方　67
治る治し方　67
長息　55
長井津　59,60
中村天風　63
ナディー　25

● に ●

二次医療　47
西田幾多郎　16,39
二次予防　6
二別一真　16,39
人間観　36
人間機械論　5,19
人間心　49
人間病　48,50,64

● ね ●

寝禅　57,59
涅槃寂静　68

● の ●

脳幹・脊髄系　21
脳梁　22
ノンデュアリティ　39,42

● は ●

橋本敬三　60
場所の論理　35
パスカル　40
ハーネマン　27
バーラカ　25

半意識　58
反射区　75,81
ハンス・セリエ　92
汎適応症候群　92
般若身経　53,60,62

● ひ ●

光　31
非二元　39
ヒポクラテス　5,26,40
ヒポクラテス全集　5
ヒューマン・ウェア　3
病因　48
病気観　32
病気中心主義　9
ヒーリングタッチ　98
枇杷の葉灸　87

● ふ ●

不安定の安定　23
不完全の完全　23
藤平光一　59
物質病　48,50,64
不内外因　48
不二一元論　39
プネウマ　25
普遍性　40
プラトン　40
プラナ　25
プランク　40
不連続の連続　23
フロー　54,58
聞診　69

● へ ●

ベルグソン　19
扁鵲　16
ベンソン H.　95

● ほ ●

棒灸　86,87
放射体　63
望診　69
補完代替医療　4
ホメオスタシス　2,7,29
ホメオパシー医学　27

● ま ●

真向法　52,59,60
マナ　25

● み ●

未病・治療・養生　3
脈診　72

● む ●

無意識　34,58
無我　9
無極　17,18
無極而太極　43
無神　71
無知　48
　──の知　8

● め ●

瞑想法　95
免疫系　7

● も ●

目的律　8,39
森信三　16,41,59
問診　69

● ゆ ●

唯気論　17,20

唯心論　17,19
唯物論　17,19
有神　71
誘導イメージ法　94
ユナニ・ティブ　26

● よ ●

陽気　33
養生　28

● ら ●

ライフスタイル　7,31
ライプニッツ　41
ラ・メトリー　5,19

● り ●

離見の見　43
立禅　59
立命　43
立腰道　59
リハビリテーション　47
リフレクソロジー　81
リラクセーション法　92

● る ●

ルネッサンス　7
ルン　25

● れ ●

霊性　2

● ろ ●

六祖脈　72

● 数字 ●

5NP　78

【編著者略歴】

渡邉 勝之(わたなべ かつゆき)

- 1988 年　明治鍼灸大学卒業（鍼灸学士・鍼灸師）
- 1991 年　明治鍼灸大学附属病院研修鍼灸師修了・明治鍼灸大学副手
- 1993 年　明治鍼灸教員養成施設卒業（鍼灸教員免許取得）・明治鍼灸大学助手
- 2000 年　明治鍼灸大学講師
- 2008 年　明治鍼灸大学より明治国際医療大学に大学名変更・明治国際医療大学講師
- 2009 年　鍼灸学博士（明治国際医療大学）・明治国際医療大学・大学院准教授
- 2010 年　人体科学会理事・プロジェクト「いのち」事務局長
- 2014 年　〈身〉の医療研究会理事・いのちの医療哲学研究会事務局長
- 　　　　現在に至る

医学・医療原論──いのち学＆セルフケア

2016年11月25日　第1版　第1刷発行

編著者　渡邉　勝之
発行者　竹内　大
発行所　錦房 株式会社
　　　　〒244-0002　横浜市戸塚区矢部町1865-8
　　　　TEL/FAX　045-871-7785
　　　　http://www.kinfusa.jp/
　　　　郵便振替番号　00200-3-103505

© kinfusa, Inc., 2016.　〈検印省略〉　　印刷／製本・真興社

乱丁，落丁の際はお取り替えいたします．

ISBN978-4-9908843-0-7　　　　Printed in Japan